U0037651

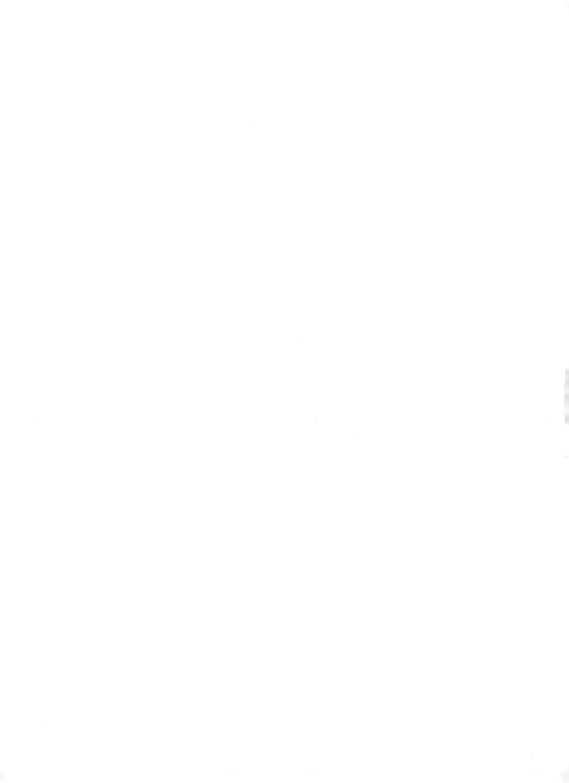

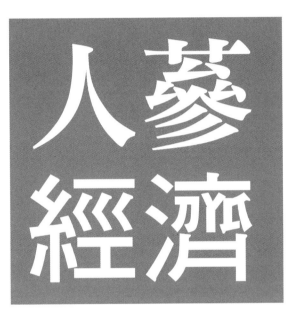

大衛·泰勒　著
黃詩芬　譯

國家圖書館出版品預行編目資料

人蔘經濟／大衛‧泰勒著；黃詩芬譯 —初版—
臺北市：信實文化行銷，2008.10
面；　公分
譯自：Ginseng—The Divine Root
ISBN: 978-986-6620-21-8 （平裝）
1.中藥材　2.藥用植物　3.經濟植物學

414.34　　　　　　　　　　　　　　　97017479

FUTURE 03
人蔘經濟

作　　者：大衛‧泰勒（David A. Taylor）

譯　　者：黃詩芬

總 編 輯：許汝紘

主　　編：胡元媛

執行編輯：黃心宜

美術輯編：張尹琳

發　　行：楊伯江、許麗雪

出　　版：信實文化行銷有限公司

地　　址：台北市大安區忠孝東路四段341號11樓之三

電　　話：（02）2740-3939　　傳　　真：（02）2777-1413

網　　站：www. cultuspeak.com.tw

電子郵件：cultuspeak@cultuspeak.com.tw

劃撥帳號：50040687信實文化行銷有限公司

乘隆彩色印刷（02）8228-6369

圖書總經銷：知己圖書有限公司

（台北公司）台北市羅斯福路二段95號4樓之三

電話：（02）2367-2044　　傳真：（02）2362-5741

（台中公司）台中市407工業30路1號

電話：（04）2359-5819　　傳真：（04）2359-5493

2008年10月初版一刷

定價：新台幣330元

目次
Content

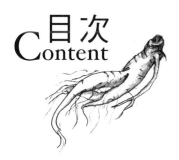

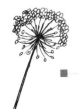

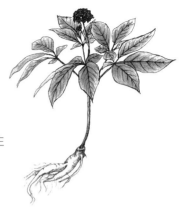

前言
天賜良莖

北美的卻洛奇（Cherokees）族人將人蔘視為有靈性的生物，能夠隱形，讓不夠格的人找不到它們。
—— 威廉·巴傳（William Bartram），自然主義者，西元1791年費城

驚嘆連連的植物

　　此刻躺在我書桌上的，是一塊乾燥的人蔘塊莖，看起來又小又脆弱，像一個乾縮的淡棕色手指，映襯在桌面深色的背景上。這是一塊四年生的人蔘，來自北卡羅萊納某一個卻洛奇族人的藝品店。

　　少有美國人能夠認出這是一截「人蔘」，大部人認為人蔘是中國的草藥，是用來補充精力的營養補充品。到販售健康食品的超市走一圈，你可以發現，一整個貨架關於這一類的製品堆放在無酒精飲料的走道上，你也會見到形形色色包裝在收縮膜中的瓶子，標籤上註明含有人蔘成分。茶葉部門的人蔘飲品則自成宇宙，品牌從印度香料茶（Yogi Tea）到美國藥草茶（American Ginzing），產品應有盡有。就連大量生產的立頓，都販售黃標的萊姆人蔘茶包。在營養補充品的貨架上，擺滿一列又一列的人蔘膠囊以及各式的酊劑，通常外包裝上是亞洲的白髮賢哲，或是猛龍的圖形。

然而，我桌上的這塊，只是美洲森林裡土生土長的美洲蔘（Panax quinquefolius），在外形上與它的亞洲姐妹亞洲蔘（Panax ginseng）相似。數千年來，亞洲蔘普遍被用來做為健康補品。少有人知道，近三個世紀以來，兩種人蔘之間令人驚嘆的神似，已經讓美洲蔘繞著這個世界，留下迷宮般的行徑。

　　這塊人蔘莖還帶來其他的驚喜。首先，它比一般人想像的藥草要硬得多，想用牙齒咬下1小塊，和咬一塊半吋厚的木樺頭一樣吃力而且磣牙。在一小塊蔘屑落入我的口中前，我即嗅到泥土原始的氣息。我將這小塊蔘留在舌頭上，單寧的強烈氣息，讓我想起丁香。這不算一種很怡人的味道，一般的說法是淡淡的香氣，或是像甘草根。這個氣息召喚起一個較古遠的年代，一個菝契（Sarsaparilla，一種在西方一度應用廣泛的藥草植物，用來對治梅毒及黴菌感染等）與茴香種子盛行的時代。這塊「根」一碰到我的牙齒，它的木質紋理即刻轉變成纖維絲。

🌿 秋日尋蔘

　　住在北美東半部，山區附近的人，可以在森林中盡日漫步，期望自己在野地裡找到人蔘。我曾經在許多次的健行中瞪大了眼睛找尋，看看這些地區的地理條件，是否適合人蔘的生長：位於陰影處，朝北傾斜的坡地，長了青苔的石頭突出地表，成簇的闊葉樹成群林立。

　　在森林裡，你可以輕易辨認橡樹和胡桃樹，它們統轄了森林，就像是高大而優雅的電影明星。但人蔘不像其他知名的林中生物，它是

一種害羞的植物，很容易和其他植物（例如野葛）混淆。初來乍到的訪客，通常需要老手出手指點，才能找到人蔘。即使如此，一位曾在大煙山實際研究多年，任職於公園管理處的植物學家曾說，森林所有的罕見植物，所有她能夠從森林的廣袤範圍中選擇的植物，她僅對人蔘情有獨鍾。

她樂於隨著季節不斷地變化，追蹤這種植物在地面上的生活痕跡：從春天抽出的單一支莖，然後蓬勃地開枝散葉，到長出法拉利紅的漿果，並只在仲夏的時節停留一週。到了秋季，它的葉子變成一種慘澹的黃色，然後整株植物似乎在一夕間消失了。然而，在土地下面，根（更精確地說，是一種地下塊莖）繼續以極緩慢而從容的速度在成長。每一年的歲月，都在根的頸端刻下一條紋路，種下一個獨特的標誌，就像是樹的年輪。這種刻痕看似無意義地隱藏在森林深處，往後自有其識別意義。對代代相傳的採蔘人而言，根以及它的野生識別特徵，正是他們進行秋日散步的最佳理由。

🌿 挖到人蔘＝中到小樂透

西維吉尼亞波卡洪塔斯（Pocahontas）郡的人仍然能夠向你指出，哪一些農田是用賣人蔘的錢買回來的。更常見的情況，是採蔘人向路上休息站的買家出售人蔘，換取足夠買聖誕節禮物或付學費的金錢。枯掉的葉片沙沙作響，陽光照在光禿禿的樹幹上，一切都顯示冬日將至，而人蔘則代表聖誕節前小賺一筆的希望。

幾世紀以來，美國採蔘人一直將挖到的人蔘販賣到市場上，但他

們自己卻很少品嚐人蔘。而人蔘是否真的有益健康，美國醫界至今仍未有定論。根據你所諮詢對象的差異，人蔘可能是活化身體生命能量的催化劑，或是一種溫和的補藥與抗氧化劑，或者它只是一場騙局。美國部分研究人員發現美洲蔘中所含有的某些化學物質，可以增強腦細胞對抗如帕金森氏症等腦部的退化狀況。不過，至少沒有人能否認，人蔘激發了人類的創意與想像力。自然界少有元素能像人蔘般，啟發如此廣泛的創意反應，範圍包括嘗試種植人蔘的農民，設計新的方式研究人蔘中所含化學成分的研究人員，也包括那些長期吹噓人蔘是一種春藥的商販。

人蔘的世界充滿了最俚俗的想像，香港九龍塘的下流按摩浴室老闆，吹噓自己的桑拿浴加入人蔘，對提升顧客的性能力有奇效。而那些號稱可以提升性能力的誇大不實郵購廣告中，更是隨處可見人蔘的蹤影。人蔘曾啟發傑克‧倫敦與其他作家和藝術家，創作包括短篇故事、小說、舞碼或是畫作。例如「金森‧蘇利文」這首滑奏吉它曲，即敘述一個人在荒野裡，從寒冷而堅硬的地面上挖掘人蔘的情節。

被神化的植物

少有植物曾像人蔘般，被如此生動地人格化。人蔘在中國被稱作「神聖的藥草」、「藥草之王」以及「返老還童的靈丹」，不論是阿帕拉契的故事或是中國的傳說，種種關於人蔘的敘述，都見證人類對這個植物強韌生命力的驚嘆！

野生人蔘逐漸珍稀，曾經代代相傳的採蔘人生活，可能永遠成為

歷史。但在許多地方，人們仍以一種激動興奮的心情，談及這種植物。

「我喜歡和人蔘玩捉迷藏。」西維吉尼亞州的一位採蔘人喬治‧歐布萊特（George Albright），曾這麼對我說過：「你不知道自己會遇到什麼。」

歐布萊特曾引領我走上他房子後面的斜坡，進入一座森林。貨運火車的聲音迴盪在清晨的空氣中，提醒我們人在煤鄉；但沒多久，我們即置身在阿帕拉契怡人的森林中，下了數週的雨勢暫歇，將周圍洗滌成一片新綠。歐布萊特已經在西維吉尼亞州的這個區域挖了五十年的人蔘，從他還是個孩子，就在森林中消磨大部分的時光。現在他退休了，又回到森林裡來。他知道以每一磅的單價估算，野生人蔘是這些山區裡最有價值的物產之一，而這正是讓人蔘瀕臨絕種的最重要因素。他告訴我這種植物能夠生存至今，其實是因為它難以被發覺。有些歐布萊特的鄰居認定歐布萊特體內有特別的腺體，才能找到那麼多野生人蔘。

我們在森林的樹蓬下走了一段路後，他止步並且彎下腰「這兒。」他說。

我們的眼前突然多了一株四莖的人蔘植株。它的細莖大約突出地面6吋高，而且分歧成4小枝，每一小枝都有一簇五角箭形的葉子。歐布萊特小心地挖出根部，溫柔地刮去上面附著的泥土，然後高高地握在半空中，讓我看6吋長的根，朝不規則的方向彎曲。山下馬路旁休息站的老闆，會願意付幾塊錢買下這塊人蔘。不過如果是舊金山或香港的客人，可能會多付上至少倍的價格，來買像這樣的野生人蔘。

事實上，這是人蔘引發的另一種創意反應。坦白說，眼前這個細小的東西，並非眞正的野生人蔘。沒錯，它生長在原生森林裡，並未經施肥或像莊稼般列隊耕作，但它仍有人爲的協助：種子是喬治自己撒下的。這是所謂「半野生」的人蔘，一種可以讓採蔘人賺錢，並且讓人蔘在北美的森林裡恢復生機的聰明主意。喬治讓人工種植的植物看來像是野生的，並且因此賣到較高的價格。從童年起，人蔘就讓他以一種神奇而有意義的方式看待這片森林，現在他以這種創造力的方式，讓森林更富生機。

傾國傾城

　　距離喬治歐布萊特的土地不遠，丹尼爾‧波恩（Daniel Boone）在1780年代曾挖掘人蔘，賣給費城的商人，再轉口船運到中國去。從那時候起，美洲蔘就捲入繁榮、犯罪以及人性弱點交織的網絡中。人蔘貿易讓美國誕生第一位百萬富翁，逼使農人辛苦不堪地工作，給亞洲與歐洲的帝王長生延壽的希望，並引誘其他人犯罪下獄甚至送命。

　　人蔘不尋常的外形，吸引大眾的注意。看看它的形狀與香氣！它帶著泥土的氣息，被期待能加速脈搏的跳動。人蔘讓人們詞窮——你如何精確形容它的味道？如何詮釋「生命能量」？「人蔘的祕密挑戰邏輯與西方思惟，」農業顧問鮑伯‧波依弗（Bob Beyfuss）曾如此說：「它滿足了一種無法定義的需求，有點像性愛。」歷史上曾有一些火災燒燬了房屋，而屋主最重大的損失，即是一個玻璃樽中的陳年老蔘。「我記得所有採蔘的細節，」一位採蔘人告訴我：「但我不記

得童年的其他事情了。」

　　我曾在亞洲擔任四年科學編輯，從沒留意過世界的這個角落，以及我的家鄉維吉尼亞州之間，曾有這段關於人蔘之重大過去與緊密聯繫：人蔘有一段被遺忘的歷史，這段歷史起於耶穌會的傳教士發現美洲蔘，和中國人視為非常貴重的亞洲蔘幾乎完全相同。

　　整個十八和十九世紀，這種植物在美國人的生活、貿易、對外關係與醫藥等領域，占有重要角色，其影響的層面，今日許多人難以想像。延續到二十世紀，找尋人蔘（通常是父子合力）仍是農人生計重要的一環。豐收的人蔘與其價值，協助數千個被紐約時報描述為「一籌莫展、流浪的人，完全無力跟上時代進步的腳步」的窮人家庭，能夠勉力維持生計。

🌿 百轉千迴的歷史

　　這段隱匿的歷史，是數千條人類使用藥物的歷史一環。當人類生病時，世界上大多數的人口，仍然向植物而非現代製藥求助。人類植物學家指出，只有在許多代的人類使用某一種植物做為食物與其他用途後，這種植物才能被承認是一種藥物。不論在美洲、非洲、歐洲或亞洲，藥用植物的口味和感覺，都在人類歷史上留下深刻的記憶。

　　這些植物大多採自野外，透過非正規的管道流通於世界，也未經過消費者保護機構或健康法規的把關。人蔘就像其他的藥用植物，面臨即將在野外消失的可能性。如果野生人蔘消失，人類歷史的某些部分將同時軼失。

與此同時，美洲蔘仍在每一個秋季，繼續循著各種管道，經過人手的輸送帶，由森林流向世界各大城市。有一些人蔘被呈上法庭當證物，有一些被送進洛杉磯西奈醫院（Cedars-Sinai Hospital）的診間。野生與人工種植的美洲蔘，被運送到南美、歐洲與亞洲。香港一條擠滿傳統藥材店的街上，木篋中擺滿了人蔘；而不遠處陡峭的山丘上，科學家正在光可鑑人的大學研究室中，研究人蔘的化學特性。這個植物的歷史，結合了伊洛魁族（Iroquois）的植物學知識與大陸漂移的理論、耶穌會的不同研究、人類學與毛皮狩獵、針灸與前任的音樂家、騙子與民俗傳說。也許沒有其他植物，能夠包容如此範圍、強度與密度的人類經驗。

 ## 追逐之旅

本書記載人蔘擺盪於野外滅種的危機與人工栽培之間的故事，這是關於一個物種在滅絕與榮耀間求取平衡的傳奇。

整個秋天與冬天，我都在追逐美洲蔘，從紐約州的北部，一路沿著北美東部的山脈追到北卡羅萊納，向西直到密西西比河，並且穿過太平洋到香港與南亞。這個植物就像一種神祕導引，或是說書人口中的一段史詩，吸引我找到西維吉尼亞州的捕獸人、受訓於哈佛的醫學研究人員、伊洛魁的耆宿、料理界的大廚、走私者、執法單位、人類文化學者與歷史教授，以及一或兩個業界大亨。

我走向世界，開啟了一段野生人蔘之旅，最終發現它在人性上繪製的蹤跡。

人蔘名詞解釋

野生人蔘

　　生長在原生森林，沒有任何人為干預。可以在市場上售得最高的價格，而且有產地的限制。以美洲蔘（Panax quinquefolius）為例，基本上是指密西西比河以東的山脈，即使直至內華達州西部偏遠山區，也有零星分布。野生的亞洲蔘（Panax ginseng）可以在中國東北、韓國與西伯利亞部分區域找到。

　　其他蔘類家族，包括生在中國的三七蔘（Panax notoginsen），僅生長在日本的竹竿蔘（Panax japonicum），以及三葉蔘（Panax trifolium侏儒蔘）。關於以上這幾種人蔘，相關的文獻資料要少得多，其價值也遜色得多。刺五加（Eleutherococcus senticosus）有時被稱為西伯利亞人蔘，但它不是真正的人蔘，只是出自同一種植物科別，但幾乎不含人蔘皂苷（panax屬於植物中共有的一種活性成分），依目前的商標法規定，禁止將此類植物標示為「人蔘」。

人工栽培人蔘

　　是指農場種植的產品，需要棚架庇蔭，過程中使用化學殺蟲劑與殺真菌劑，以及大量密集的勞力。數代以來，這種農業生產主要集中在威斯康辛州，但目前在中國與全世界有越來越多人蔘農場加入競爭。

半野生人蔘

　　是一個相當嶄新的概念（雖然專家指出，數千年以前，韓國就在森林裡培育過半野生人蔘），在市場上被視為是生態栽培的栽培蔘代替品。半野生人蔘由人類在類似野生人蔘棲地的森林中播撒種子，範圍主要侷限在野生人蔘也可以自然生長的棲地（在美國是指密西比河以東的山區），而且生長過程沒有或絕少化學干擾或人工翻土耕地。亞洲的市場很晚才將此視為一種獨立的產品，半野生人蔘很容易被冒稱為野生人蔘，賣到比人工栽培人蔘更好的價格。

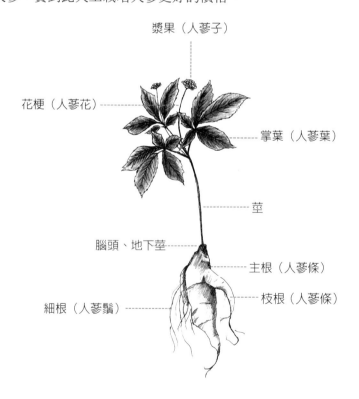

漿果（人蔘子）

花梗（人蔘花）

掌葉（人蔘葉）

莖

腦頭、地下莖

主根（人蔘條）

枝根（人蔘條）

細根（人蔘鬚）

Chapter 1
手中的人蔘

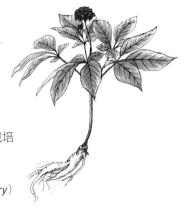

智慧……需要耐性、堅持、好奇以及辛苦的索求。這和栽培
人蔘所需的條件幾乎一模一樣。

——鮑伯·波依弗,《二十一世紀的美洲蔘產業》
（American Ginseng Production in the 21st Century）

　　時間是西元2002年一個乾燥的十一月天,赫遜河（Hudson River）
東岸的幾株楓樹閃耀著季節當令的紅葉,襯著背後綠色的山脈,昭告
人蔘季節的來臨。在西岸,兩個節慶用的大帳篷樹立在紐約州卡茲奇
山谷的卡茲奇三角點公園（Catskill Point Park）,被微風拍打著。賣
食物的小販忙碌地賣出熱狗和牛肉丸,這個節慶吸引人潮像輸送帶般
不斷湧入。工作人員事先通知了週邊所有郡的農家,並且在附近及遠
至兩小時車程的紐約市的區域一帶貼傳單。他們將傳單翻譯成中文和
韓文,請來新時代的藥草專家和酪農,並且安排了餘興節目,從音樂
二重奏到福音合唱都有。一個穿著蘇格蘭裙的男人在慶典會場中央演
奏風琴,幾部巴士駛進停車場,走出一群來自曼哈頓中國城的人。

　　吸引曼哈頓中國城的人到此地集合的原因是人蔘。來自北美與亞
洲的原生植物,數千年來在亞洲被視為珍寶,數百年前美洲蔘大量流
入亞洲。然而不管在哪一洲,人蔘至今仍有許多難解的謎團,即使人
蔘專家亦然。這是卡茲奇的第一個年度人蔘慶典,但是這種植物在此

可不是新來的嬌客。

　　人蔘如此古老，科學家稱此物種為「活化石」，意指這種植物在六千五百萬年前被子植物首度出現至今，從未改變其形態。五加科（Araliaceae）差不多是人類所知最古老的被子植物（被子植物是指胚珠發育於閉合子房內的開花植物，目前這種植物主宰世界，從罌粟到蘋果都是被子類植物）蔘類植物的輪廓曾經出現在科羅拉多州岩石的蝕刻痕上，這些石頭可回溯至距今約三千八百萬年的漸新世。

　　panax這個名字和panacea—萬靈丹一樣，源於希臘文的「治療」之意。植物分布學家認為人蔘的歷史可回溯至七千萬年前，當時兩種主要的人蔘尚未分化。彼時，巨大陸塊被稱為勞亞古陸（Laurasia），統治了北半球，上面覆蓋了一層濃密的落葉林。這解釋了生長於中國湖北的植物種類，有3/4可以在卡羅萊納看得到其蹤影。木蘭花（Magnolias）的香味總令我聯想到福克納與美國南方，在東亞它同樣繁榮盛開，有多達50種亞種。繡球花（Hydrangea）的情況也和木蘭花相同。

　　大約在五千萬年前，北美從勞亞古陸分裂出去，太平洋逐漸變成一個寬廣的海域。在第三紀中新世結束之際，大約在距今二百萬年前，北美的西半部隆起，而且激烈的氣候破壞了美洲西部的植物棲地。這一區零星的植株分布處於生存線之下，數量逐漸減少，最終導致消亡。但是在密西西比河以東等氣候較穩定的地區，森林保持幾乎未曾受損的原貌，和亞洲東北部的森林仍然相似。

　　最後，新生海洋兩岸的人，都開始使用身邊隨手可及的植物，比

亞洲蔘是激勵物　美洲蔘是緩和劑

亞洲蔘與美洲蔘在它們各別的棲地演化出細微的差距，化學成分也有微妙的分化。二者被描述為「傳統與現代藥草的雙柱，亞洲蔘為激勵物，而美洲蔘是緩和劑；亞洲蔘促進活力，而美洲蔘是婦女滋補良方。亞洲蔘是陽的化身，美洲蔘則代表了陰。」

方洛奇人使用美國絲卷草（Jeffersonia diphylla），一種在俄亥俄州到北卡羅萊納之間生長的小形草本植物，做為酸痛與發炎時的敷劑，而伊洛魁人則將此植物煮沸對付腹瀉。這種植物的亞洲遠親黃蓮（Jeffersonia dubia），成為中國北方與韓國人治療胃疾的通俗用藥。而且，太平洋兩岸的人都開始使用人蔘。

在慶典上，第一個帳篷展滿了人蔘製品與來自不同時代的重要紀t事。一對來自當地的夫妻從密封袋，取出外層包著人蔘糖漿的楓糖，一個青春期的女孩要求嚐一點。

「甜的！」她說。後續的苦味開始釋出，她的笑容變成鬼臉。

鄰近攤位的兩個韓國商人，在陳述自己將美洲蔘出口至亞洲的計畫後，以不可思議的高價，在這裡現場購買美洲蔘。他們付給幾個當地的採蔘人約每磅一千五百美元的價格，買25年的野生老蔘。這是大部分北美採蔘人在當季預期價格的3倍。

一個戴著「國家地理頻道」金黃色LOGO棒球帽的攝影隊，正在拍攝一場訪問，受訪的是一對年輕的韓裔美籍夫妻，從長島開了三小時

的車來到這裡。攝影師拍那位太太從一根長而蒼白的蔘鬚咬下一小口品嚐的鏡頭特寫，她微笑著說：「吃起來的味道和韓國人蔘一樣」，這老蔘從十六世紀開始，韓國就在人工栽培了。她說完，拿給丈夫品嚐。

第二個帳篷擠滿了人，從布蓬下面的空檔，只看到一排人類的腳露出，像極了巨大的節肢動物。帳篷裡面，一個蓄著鬍鬚的男人正扯著嗓門喊，聲音蓋過手風琴與風拍打帆布的聲音。他以一種安靜緩慢的聲調，對著一群由新時代信徒、農人與城市人所組成的群眾，解釋人蔘種子發芽所需的最好培養土—水族池用砂，並告訴全神貫注的對著群眾示範噴灑除蟲劑的方式。後排一個男人突然大步跨向講台，彷彿是要上台鬧事。他的白頭髮亂蓬蓬的，右臂的二頭肌刺了一個植物的圖騰。部分群眾事後仍記得自己當時心中的恐慌：「他看起來像是粗野版的傑克・尼克遜之流。」有一個人說：「我以為他靠近講台，是想刁難主講人。」

這個粗人就是鮑伯・波依弗，住在當地的人蔘專家與這場慶典的主辦人，正準備要介紹下一個演講者。

慶典前幾周，我曾到位於卡茲奇鎮以西的葛林郡（Greene County）辦公室拜訪過波依弗，一同進行本季的第一次採蔘活動。他辦公室的每一吋地面都覆蓋著文件以及他成年子女的照片、人蔘，以及和人蔘有關：比方貿易和醫藥用途相關的書，還有一本1881年發行的人蔘生長與疾病手冊等，內容包羅萬象。牆上掛著鑲嵌的魚，門後面是一隻紅尾巴的老鷹標本，一些執照與證書（有一張寫著波依弗是一個「經正式認可的奇人」）以及一個小小的金色標識，上面寫著「這

個動物極度危險」。

他手臂上的刺青，是一個模擬真實尺寸與色彩的巨大五莖人蔘株，從根到葉一應俱全，他說那是中年危機的結果。各地的採蔘人都在談人蔘莖——一種從主莖分出來的苞片，可以讓人大致猜測植物的年分。一分支是一年新的植株，兩分支是兩年，而四分支通常代表四年株或更老。四年後，植物很少會有新的分支，因此如果想知道植株的年分，就得挖出植物，檢查根部最上端的記號，每年會增生一道。鮑依弗請人為他繪了一株他的九年生人蔘的圖鑑畫，然後再請一位刺青師父花上幾乎一整天的時間，把圖案刺在他的手臂上。波依弗拉起他藍襯衫的袖子，好讓我看到完整的植物圖案。肩頭上刺的葉片綠色怒張，漿果顏色鮮紅，而棕色分歧的根，只比真實尺寸小一點。

波依弗花了至少二十年與人蔘為伍，一切開始於他人生的低潮期。

在1984年，他是一位有七年經驗的郡農業顧問，剛結束一段婚姻。在間斷學業許久後，他重回大學修碩士學位，在一群學士之間感覺自己很蒼老。而且，康乃爾的氣氛比他大學就讀的魯格斯大學（Rutgers）要競爭許多。從他工作的葛林郡通勤修課時間，單趟就要兩小時，加上學習的壓力，讓他真的累垮了。

他開始每天嚼一小片人蔘後，發現即使睡得比以前少，他仍然能維持足夠的體力，撐過一整天的工作、學習，甚至是每天的板球。人蔘似乎有助於降低他的壓力，增強體力，而且他覺得，似乎幫助他減輕體重。

人蔘也幫他在康乃爾找到一個利基。這裡的農業課程舉世聞名，

前人的研究成果令後人卻步。波依弗花了幾個月的時間考慮論文的主題，他發現大部分自然的產品與生態系統，都有出類拔萃的研究。

「在康乃爾，什麼都有人研究過了，」他告訴我：「但沒有人研究過人蔘。」

而人蔘是一個值得研究的題材，就在一個世紀前，紐約州北部正是人類試著在人蔘自然的森林棲地之外開闢人工種植的大本營。但波依弗也發現，關於人蔘的知識，因為人類興趣的循環而有不同。二十世紀開始，種植人蔘出口到中國去，是科學研究的熱門選項，也是某些美國農業部發行手冊的題目。但到了二十世紀中期，一切都被遺忘了。對於挖掘野生人蔘的興趣，可能在一時一地形成熱潮，然後復歸沉寂，人們甚至幾乎忘了人蔘的模樣。

另外，西元三百年前，野生的silphion（一種繖形花科植物，目前已絕種）在賽利尼城（現今的利比亞）隨處可見，被視為藥物與經濟作物，連錢幣上的浮雕都有silphion圖案。森林植物通常也在人類文化上，獲得意義與重要性。

波依弗的論文是關於人蔘的歷史、藥物用途以及種植。他描述如何備製種子，並且花上六至八年，將人蔘栽培長成亞洲市場所喜愛的尺寸。現在他常發現自己論文的片斷，被他人擷取在文章中，他備感苦惱。不過，他存在的康乃爾圖書館的論文複本一直被偷，則讓他很驕傲。他的論文也一再地消失於葛林郡的公共圖書館書架上，他認為是被順手牽羊了。

在我們離開他的辦公室進入森林之前，一個抱著玻璃罐的女人走

獨樹一格的森林產物

　　對於森林專家而言，人蔘總是尷尬而難以歸類。它被列入「非林木類森林產物」，從蕈菇到楓糖，從橡膠到苔蘚，從野花到野火雞，都可算是此類產品。現代林業主要聚焦在木材上，其他森林產物被視為是次要的。而歷史充滿了各種變化，森林中的其他東西，曾經一度在人們眼中，比木柴重要得多：比方阿拉伯樹膠（Gum Arabic），蘇丹境內一種採自刺槐樹的樹脂，是古埃及重要的經濟作物，大量用在繪圖以及木乃伊的製作過程。而橄欖油與由軟木樹樹皮製成的軟木塞，驅動了地中海地區的經濟。

了進來。她是來尋求諮詢的，她手上的罐子裡有一隻蟲，她想知道那是什麼蟲。她抱怨這些蟲一直爬進她的屋裡，讓她很困擾。波依弗告訴她這是一隻黑色的葡萄蟲（vine beetle），通常出現在杜鵑花叢。他翻箱倒櫃檢查身邊一堆堆的書籍，找到關於這種蟲的描述，然後拿起閱讀眼鏡，大聲讀出來相關描述，然後影印頁面寄給她。至於他的專業意見，則是——把蟲子捏碎！

　　目前只有少數的郡上居民以農業維生，或者需要像波依弗這樣的農業顧問的協助。我們開車沿著卡羅山西邊的山脊前進時，他向我解釋，自從二十世紀的變化後，葛林郡的人口即大幅減半。目前郡內大部分農田的主人都不住在當地，森林面積也回復到大約是二十世紀初的舊觀，幾乎覆蓋了九成郡上的土地。自然在卡茲奇延伸的力量，令百萬富翁非常滿意，眾多雜誌將此地封為「新漢普頓」。

富豪投機的收購行為，讓房地產稅水漲船高，每一週波依弗都會接到一個農人急切想讓他或她的土地（大部分是古老的酪農牧地或林地），產出足夠的產值，好支付稅金。

　　這是波依弗提倡「半野生」人蔘種植的主因，這是一種在森林裡撒下蔘種、蓋上泥土然後等待收成的方式。波依弗發現這種幾近野生的人蔘具有高度經濟價值（並非全然野生，因為有人撒下種子），能讓農人在八年後有足夠的收益，保住自己在森林裡的土地。但是絕望地登門找波依弗的農人，等不了八年的時間，波依弗得及早主動聯絡有需要的人。他嘗試過不同的方式，包括在當地的報紙撰寫專欄，以及上一個每週日早上播出的電視節目。

　　「全郡的小孩都討厭我，」他說：「因為他們等著看我的節目之後播出的卡通。」

　　他也試著以概要的方式陳述意見，在《紐約州大全》裡，他設法將累積多年的關於人蔘的智慧，壓縮成短短的一頁。他花了好幾個月的時間，設法提煉知識的精華。

　　波依弗不是在介紹一個激進的想法。探蔘在卡茲奇已經盛行了幾個世紀，他透過汽車前方的擋風玻璃，向我指出遠方一片綠色的小山丘 ── 那裡被稱為人蔘山。十九世紀初這個小丘被印在地圖上。人蔘山名字的背後，是一段人蔘探險隊開進森林裡好幾天，然後帶回好幾大袋的人蔘的好時光。

　　在當時，挖掘人蔘幾乎就可以當成一分職業。1837年，北卡羅萊納西部偏僻山區的一位居民，曾掘出八萬六千英磅的人蔘。根據專責

照顧森林的植物學家蓋瑞‧卡夫曼（Gary Kauffman）的估計，這大約是20車的貨物，或是一個小屋填滿至視平線高度的人蔘。回顧1880年，你將發現人蔘是出口至遠東的首要貨物。回到更早的法國與英國王朝，你也將發現這兩個十八世紀的超級強權，在北美的森林裡爭奪人蔘與皮草。

目前人蔘山上已經沒有多少人蔘了。這個名字吸引了許多代人來此尋寶，把人蔘挖光了。（1889年，《紐約時報》報導大型的人蔘，在卡茲奇仍然數量龐大。以2004年的幣值而言，當時一英磅人蔘售價超過六十二美元。）葛林郡仍有一些耆宿知道如何採蔘與銷售，但是這樣的人也在減少中。

波依弗指出，即便女性是較好的採蔘人，女性採蔘者一向是為數稀少。「女性更容易找到人蔘。」他說。他猜測女性的觀測力可能更敏銳。

採蔘的傳統在更南方的阿帕拉契山脈仍然保留，但在此地，採集野生蔘的收益，比不上在附近的城裡討生活。另一個原因是氣候因素：「此地的冬天狂暴而激烈，人們必須與氣候搏鬥。」也許你可以在西維吉尼亞塗上瀝青的棚屋裡過冬，但在這裡——水牛市以東，此事絕對不可能。波依弗希望靠著半野生人蔘的收入，幫助保存紐約州的傳統—以當地森林的產物補貼家庭經濟收入。半野生蔘也是較酪農業合乎生態健康的方式，後者需要耗費大量的能源、精力，並且使用大量抗生素，去照顧並不適合當地山丘坡度的家畜。

他相信人蔘節可以再度燃起耆老的興趣，並且在他所稱的「新移

民」（一群在附近長大，搬到城裡工作，後來又搬回鄉村生活的人）之間，掀起興趣與好奇。波依弗熟知讓人蔘更具經濟效益的障礙，包括掮客的存在、消費者對當地生長人蔘的價值認知、缺乏足夠的資訊等。但是他也看到機會：熟悉人蔘藥用效益的一群人，就住在幾小時車程的休士頓，其中大部分都不知道人蔘就長在附近的森林裡。因此他將傳單貼滿整個城市的唐人街與韓國城，然後等著事情自然發生。

那是一個溫暖、甚至有點熱的近午時分，我們終於離開停放在路邊的車子，徒步走進森林，進行當季第一個人蔘「狩獵」。對我而言，「獵」人蔘是一個奇怪的用法，但是人蔘不會像其他植物一樣，安靜地等著你。

根據太平洋兩岸的傳說，人蔘會躲開人的視線。它偽裝自己，或是躲藏在地底下，好幾年的時間靜止沉睡有如石頭，忽然才會冒出一點地上莖。

「人蔘是植物界的老虎。」一個監看著瀕臨絕種生物的看守組織國際野生物貿易研究委員會（TRAFFIC International），曾在一篇人蔘相關的報導中如此描述。一個前身曾是會計師，十幾年來實際務農的農人，曾如此談起人蔘所具有的「靈性」。

「在春天，」他說，「如果他們認為這一年各方條件不佳，他們就決定不生長，繼續留在土裡沉睡。」他知道這句話有語病，解釋植物不會思考，人類才會思考，但這沒有什麼不同，他堅持人蔘能夠早幾個月就感受到未來的天氣，並且做出回應。

波依弗也被人蔘沉睡數年的說法迷住了。在此狀態下，人蔘的根

不會枯萎，但是卻停留在一種「假死」狀態。然後突然有一年，它開始抽芽。這種不可預測性，讓人們密切關注人蔘。

我們彎身穿過一道有刺鐵絲圍籬時，波依弗向我解釋道，紐約州的人蔘季開始於9月1日，但採蔘人卻經常提早幾週來巡視地界。因為奇怪的理由，政府將人蔘歸併為魚類及野生動物，而非與其他植物一視同仁。每一年，美國魚類與野生動物協會（U.S. Fish and Wildlife Service）的官員，會評估東部各州的人蔘數量，據以定下出口管制量。出口人蔘的19個州，有自己獨立的買主登記表，並記錄他們向採蔘人購買的數量。

對於採蔘，州政府設立了採蔘季的規定，每一州的採蔘季的方式都不盡相同。一般人會猜測，秋天較早來臨的北方州，通常採蔘季應該開始得早一些，沒那回事！田納西州的採蔘季比紐約州還早兩週。

我們巡視的那片森林，隸屬於波依弗的一個朋友。這裡的土地相當低窪潮濕，幾乎不利於人蔘的生長。我們穿過楓樹與鐵杉，持續往低處走。稀疏的灌木叢創造了濃密的陰影，而人蔘最喜歡生長在暗處。眼前有一個乾涸的小溪，橫斷我們右邊的路，波依弗跨了過去。他站在對面狹道的高處，大口吸著氣。

「聞起來像是人蔘的棲地。」他說：「我不知道這是什麼味道，但我認得這個味道。」 我看不出他是在表演，還是認真的，我只聞到加速腐爛的木柴與落葉溫暖的氣息。但我不能否認，波依弗對這片土地，就像面對老情人般熟悉；他對這塊土地所發表的意見，情感的成分也遠多過科學。事實上，他不承認任何科學的力量。

「我只是在森林裡散步。」他說,把關於科學的問題都推給森林局的植物學家。他在森林中潛行的方式,更像一個採蔘人。

侵占是採蔘人常犯的罪,但波依弗卻在侵占與偷竊之間畫上清楚的界線。偷竊是指取走對某人有明顯用途的東西,當然是錯誤的;但侵占是違法地使用某種沒有人計畫好要使用的自然界資源。在這個分界點上,意圖具有重大的意義。

如果你插上一支寫著「人蔘:請勿靠近」的牌子,波依弗堅持這將有助於指控某個入侵者是罪犯,因為這代表著你知道自己所擁有物的價值。他對於侵占與偷竊的認定,完美吻合他的過往紀錄。他也曾在物主不知道土地上有人蔘的情況下,挖出私人土地上的人蔘。眼下森林中只有我們兩人。

我們穿過鐵杉、松樹、蔓虎刺果、漢荘魚腥草、掌葉鐵線蕨、黃精,以及頂蓋鮮黃的黃饅頭蕈。波依弗採了一把蕈類,打算用來做季節料理。

從他還是住在澤西城的小孩,這片土地深深吸引了他。在拜訪叔叔的酪農場後,波依弗早早決定(他自己說是4歲)將來要住在這裡。很快地,他把夏天都花在農場的工作上了。

「到了16歲,我開始討厭牛,」他說,這是一個農業顧問不可告人的懺悔。

從酪農場,他換到馬場去。波依弗從魯格斯畢業後,他得到一個為釘馬蹄的工作,然後是加油站,之後是清潔廁所的工作。1976年他結了婚,需要一個穩定的工作,郡上貼出徵求助理顧問的公告。他得

到了這個工作，在這裡他經歷兩段的婚姻，兩個孩子出世，以及25個人蔘季。

站在大蕁麻和黑莓刺叢之間的波依弗突然彎身跪下來，他找到人蔘了。

「四莖」他說，他檢驗著這株植物，估算出它已經有十五到二十年的壽命。這是今年蔘季的第一株人蔘，它平凡的外表令我遲疑。這的確是一株四莖蔘，中央的莖上連著幾簇葉片，在人蔘莖中算是尺寸大的，但是在一叢灌木與美國黃花菖蒲之間，看起來並不顯眼。何況，我們還是在人蔘的棲地。

我曾想過，到了秋季結束之際，我應該有能力在野地中自己找到人蔘株。一個世紀前，這個期望不難達成：人蔘遍地生長繁茂，從母株大量繁殖新芽，一小塊地就可產出一百磅的人蔘根。但是這種好日子已經是過去式，現在我懷疑自己的目標是否太不切實際。我從小就

人蔘最愛的居所

　　人蔘喜愛的棲地特徵為：地表有類葉升麻、另一種淡色的灌木植物叫黑升麻、美國黃花菖蒲，一種生長在窪地的花朵，紅色的莓果很像人蔘所結的果實。而「愚人蔘」其實是菝契，除了複葉沒有從莖上的同一點一起生長外，它也是人蔘的好掩護。還有很多植物看起來很像人蔘：五葉地錦、山胡桃幼木，以及有時出現的毒長春藤（遭毒長春藤刺傷，是採蔘者標準的職業傷害）。

喜歡在森林中散步盤桓，但我沒有足夠的耐心在乾草堆中撈針。

波依弗在人蔘的棲地找尋人蔘，最遠曾一度到內布拉斯加東部，乃至南下佛州，雖然這個陽光州出現人蔘的傳聞仍有爭議。他也可以流暢地說出人蔘原始的名字：「我們稱爲ginsen、jin shang或sang，南部的人稱它爲蔘sang或seng。在中西部，他們稱爲shang。」順著植物的自然棲地南下，循阿列根尼山脈（Alleghenie）沿阿帕拉契州下到喬治亞，指標性的植物也會有所改變。藍色升麻變成黑升麻，但是人蔘的莖和分枝情況，仍然一模一樣。

波依弗在對這個植物明顯的熱情之外，也表現出採蔘人的堅忍。即使現在已經是合法採蔘季，他卻很少向我指出人蔘的位置或領我靠近。他想讓這些蔘株原封不動留在當地。

「如果在這裡沒看到新株，我會很緊張。」他說，一邊看著一塊人蔘數量不足的棲地，「我三年沒在這裡看到人蔘新苗探頭了。」

一個負責任的採蔘人會在四周撒下人蔘的莓果，以確保新一代人蔘會發芽成長。他已經絕少採野生的人蔘，畢竟，他自己的土地上就有很多半野生的人蔘。而且儘管他持有交易許可，他也不太販賣人蔘。在他生涯的現階段，波依弗的主要目標，是研究這個植物奇特的習性，例如前面提到的休眠現象。

波依弗認識的某一位採蔘人，曾在某天某時走過一片放牧場，就在田野的正中央，它找到一塊人蔘棲地。考量到這種植物的棲地特性，這麼明顯地出現在放牧地中心，這就像是在私人高爾夫球場果嶺第八洞附近，看到有人在玩滑板。採蔘人做了這塊牧地的研究，發現

在成為放牧地的十年以前，這是一塊草地；而在成為草地的十年前，它是河狸築壩圍成的小水塘。採蔘人認為這株人蔘想必是突然出現在水壩邊，因為某個意外而淹沒在水中。當水堤損壞，土壤突然重新露出水面，人蔘因此暴露於空氣中。

幾年前波依弗花了很多心血，收集來自美洲蔘各棲地的種籽。這需要踏遍密西西比河以東每一個州的森林，甚至及於密西西比河以西的少數州，即使後者大部分極少有人蔘分布。他遠到紐約州、賓州、俄亥俄州（他幾週前才在那裡收集了一些種籽）、肯塔基州、田納西州、西維吉尼亞州，以及北卡羅萊納州。

他並計畫要到伊利諾州、印地安那州、威斯康辛州以及密西根州。很快他也將搜索緬因州、紐澤西州、麻瑟諸塞州、佛蒙特州、明尼蘇答州和南卡羅萊納州。他對新罕布夏州有所遲疑：「我在那裡大概找得到人蔘種籽，不過得花好一番工夫。」（而且這個州的法律禁止採集野生人蔘。）他很確信康乃迪克一定有野生人蔘，大概是在哪一塊郊外大莊園土地的後面。他在華盛頓特區的外圍也有消息來源：「我得去看看是否能在馬里蘭州找到人蔘。」他若有所思地說：「這會很弔詭。」

他原始的計畫，是要收集所有原始品種的種籽，以此交叉比對出「真正的美洲蔘」，後來他改變了主意。來自不同地區的人蔘之間基因的變化，和同一區隨意取來的蔘株基因的差異性，他看不出二者有明顯的差異。來自俄亥俄州的蔘株，和紐約州的蔘株沒什麼兩樣。康乃爾大學進行的DNA比對分析也顯示，波依弗從不同的州取來的樣品，

基因型是相同的。（波依弗說他勉強湊出上千美元，花了一年的時間收集這些種籽，而他在康乃爾大學實驗室的同僚，花上14倍的代價，進行DNA分析。）

對他而言，人蔘的基因特性就像蘋果般隨意與不規則，非常不穩定。其他人對此有爭議，但波依弗相信沒有所謂真正的美國野生人蔘，所有北美森林中的人蔘被幾世紀以來的人們撒種子回土壤的動作給培養，就連最偏僻的人蔘棲地，也有人類的接觸與影響── 不管那是在多遙遠的過去。

這麼一來，收集這些種籽有何意義？如果再也沒有原生種，為何到處在森林中搜尋種籽，想像自己能找到原生種？他給了兩個理由：首先，是要證明自己的假設錯誤（又稱無效的假設）。如果跨棲地的族群真的出現差異，他想掌握相關訊息。再者，他想要為未來進一步的基因研究，盡可能收集更多樣品。他已經在幾小時車程外的某個祕密地點，種下他所選出的不同植株。

波依弗至今很難解釋為何人蔘值得人類大費周章。

「人蔘的益處是什麼？」他問，然後自己回答了這個問題：「在每個方面，但又不全然是全能的。」

波依弗表示，人蔘是在醫學界受重視的藥草，而且需求量甚大。

以他所採到的少數野生人蔘及其他藥草，波依弗生產一個小型的「鮑伯醫生用藥」。鮑伯醫生系列包括一種以款冬（Tussilago farfara）製成的咳嗽藥。也有「鮑伯醫師的毛蕊花」，一種以毛蕊屬的葉片所製的煙草，那是一種高大的有刺植物，就生長在我們剛才經過的溪床

上。鮑伯醫師的人蔘萬能藥，以至少15年的老蔘根為原料，放在Everclear中萃取。

「你知道什麼是Everclear嗎？」他的臉上透出壞男孩般的笑容。

他將人蔘根浸泡在純穀酒中，直到液體變成金黃色，然後裝瓶，並混入葡萄汁、蘋果汁和楓糖漿，實際上味道不算太糟。其他還有鮑伯醫師的人蔘漿果酒。想著人蔘的苦味混入自釀水果酒的酸味，我幾乎作嘔。波依弗承認這個產品的味道很糟，去年他用了十三磅的人蔘漿果，以「用來製作水果酒的標準方式」發酵，勁道實在驚人。

他開始談起如何抽毛蕊葉時，我想起母親曾經遲疑地問我：「人蔘會醉人嗎？」很多人試過人蔘的味道，我的妻子在高中時曾試抽過人蔘葉。和波依弗談話的過程中，這個問題盤旋在空中。當他開始描述鮑伯醫生的人蔘漿果酒，我了解到這個植物對他所引起的腎上腺刺激，更甚於植物本身的功效。不像大部分的人蔘產品製造商，鮑伯醫師對於產品的效用說明非常保守。

人蔘是全方位補品？

在中醫學上，人蔘是一種全方位的補品，通常與毒性較強的藥草混合，以緩和其作用。在西方醫學中，人們相信它可以緩和重度的疲累。紐約市極具名望的斯洛安蓋特林（Sloane-Kettering）醫院的醫生曾經開人蔘處方給癌症病患，以對緩和化療與鈷雷射治療所帶來的壓力與不適。

我們幾乎是空著手穿過生鏽的鐵絲圍籬，回到大馬路上。波依弗展開的手掌裡，只捧著饅頭蕈。沿著水塘的邊緣回到草地，我們離開他朋友的家。他解釋為何沒興趣同時嘗試種其他植物，即使那可能會讓半野生人蔘帶來更多營收。「我只對人蔘有興趣。」他直言：「其他只是植物，但人蔘是特別的東西。」

　　當我進一步追問原因，他詞窮了，除了「強化人類與植物間古老的聯繫」，他無法清晰表達他對採蔘的感受。對波依弗而言，人蔘的神祕性無法以理性定義。

　　我們穿過道路，重回日常生活的軌跡，把車停在車道上，為他的朋友取回一個施肥機。你可以感覺得出來，魔力已經逐漸褪色。當波依弗重新回到車裡，這一天其他的時間，都只是例行事務的重複。當季的第一次狩獵已經結束了。

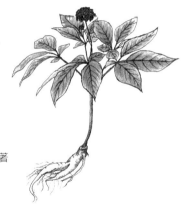

Chapter 2
醫界論戰

所有的萬能丹、調理素以及補品中，人蔘是黃金準則。
　　——《藥用植物》（*Medical Botany*），瓦特與麥默瑞合著
　　（Walter H. Lewis and Memory P. Elvin-Lewis），
　　2003年出版。

　　目前美國人每年花上超過一億美元，購買號稱含有人蔘成分的產品，從營養輔助食品、茶和錠劑，到洗臉用品與各式軟膏。才幾年的時間，超市貨架上的商品琳瑯滿目，相關品牌必須採用像唱片行一樣的分類方式：新時代（Gala Herb和Garden of Life）、folk（Traditional Medicinals）、鄉村音樂（Country Life）和重金屬（Ginseng power-max 4×和Siberian5000），就連主流的健康食品品牌「One-a-Day」，都在「Energy Formula」系列中，推出美洲蔘與維他命B的複合劑。

　　人蔘的普及，僅屬於美國人在藥草食品及飲料消費巨浪的一部分，1997年這個市場僅有二千萬美元，現在每年有超過十億美元的規模。這種情況令美國藥物食品管理局憂心，因此在2001年警告製造商，有些宣稱內含例如人蔘等「高貴成分」的產品，可能是違法的。

　　處在這個巨變的最上層，不難理解為何消費者保護單位與藥物懷疑論者，對於人蔘以及號稱相關製劑的猜疑。據1999年《營養學報》的一份統計，號稱含人蔘的產品中，在所有公開上市的營養補充品

中，標示不實的情況最嚴重。經他們檢驗後發現，傳說中的人蔘製品，15%完全不含人蔘成分。其後消費者實驗室的一分報告也指出，只有不到半數的人蔘製品，經測試後現含有2%的人蔘皂苷（人蔘中活躍的化學成分）的最低門檻。更糟的是，測驗的許多產品，被檢驗出含有殺蟲劑或是重金屬（如鎂、砷或鋰等低濃度即可能造成身體傷害的元素）成分的殘留。其中8件含有高含量的殺蟲劑成分：五氯硝基苯和六氯乙烷，這很可能是致癌物。另外兩件被檢出含高濃度的鋰，超過每日3微毫克的限值。在零售貨架上找到真正的健康補充品並不容易，消費者的呼應，讓製造商從此致力改進他們的信譽。

除了標籤不實的問題，對於人蔘功效的懷疑，則是更深層的問題。成堆的臨床實驗結果仍無法釐清人蔘在人體內確實的作用，部分營養學家因此斷然指出，人蔘對人體沒有功效，而更常被研究的亞洲蔘，也無法提升、增進記憶力或是減輕壓力。

登上www.quackwatch.org，一個專門戳破醫學迷思以及錯誤建議的網站，也持相同的堅定立場。這個網站的編輯是史蒂芬‧巴瑞特醫師，他同時也是國家防偽健康騙局諮詢委員會的副主席，是一位退休的精神病學家以及激進的看守人，二十五年來持續追蹤相關文獻。他表示，至今仍未發現任何郵購的保健商品，真正達到它所宣稱的療效；對於人蔘的效能，他持相同的懷疑態度。在他的文章《為何騙術橫行》中，人蔘、芳療、花粉以及能量三角椎商品，同列為引起連串騙局與爭議的主角。例子之一是每個人身體的化學成分組成有些微的差異，因此FDA建議的膳食補充並不適用。巴瑞特也對人們所稱的

「哲學衝突」或是「思惟轉換」的產品充滿懷疑，而這些正是被實際使用來解釋：為何人蔘在亞洲醫學的價值，未曾被西方臨床研究明確認可的論點。

然而，對於人蔘與其他自然製品的興趣，在西方醫師之間持續發酵。許多醫師對於現行對抗療法的藥物限制感到焦慮，憂心治療成本持續增加。這種情況顯示，二者之間的界線，並不像騙局VS醫學、科學VS迷信，或甚至東方VS西方那麼涇渭分明。

部分專家指出，所有的誤解與不信任，可以回溯到尼克森時代。人蔘的懷疑與擁護者都指出，理查‧尼克森在1970年代早期為中美關係開了一扇門，是一個分界標。懷疑論者指出，這個行動開啟了一段認知與真理的斷裂過程，擁護者則說它開啟了西方對於其他治療方式的意識。三十多年後，美國醫學界對於人蔘的治療成分，意見仍然分歧。

西方醫學與中國傳統醫學做深度的比較，可能出於二十世紀接近尾聲之際，約瑟夫‧尼德罕（Joseph Needham）死後出版的作品。他是聯合國教科文組織（傳記作家說是他將科學納入這個組織的範疇）中自然科學部門的首位總裁，在四十歲的時候，尼德罕放棄他在生化學上的研究（他正在這個領域研究胚胎發展），轉而開啟中國科學與中醫學研究的第二生涯。這個改變，肇因於他在劍橋與三個年輕的中國學生會面，其中一位後來成了他的妻子。接下來四十年，尼德罕都在匯編一部17卷的鉅著《中國的科學與文明》，在詳盡的評估後，他畫下一個平衡表，清算兩種醫學體系的良窳。

尼德罕的結論是，在發現盤尼西林與其他抗生素後，西方醫學強

身體平衡是中醫核心

中國醫學擁有千年歷史的漫長臨床經驗，能緩解疼痛但較不嚴重的疾病症狀如關節炎，這是西方醫學無法治癒的疾病。尼德罕寫道，中醫學的另一個強項，在於兩個核心概念：將健康的身體視為一個平衡的系統，以及視疾病為不同階段的進程。

大的威力，特別有益於治療嚴重的疾病。

西方與東方的醫學都有弱點，西方醫學專注於單一的化學藥方，可能引發的嚴重副作用，而且經常未將身體視為一個完整的概念。

中醫學主要的弱點，則是它的理論幾乎未納入身體化學組成與生理學的了解。尼德罕視此二個系統為拼圖互補的兩個部分，並且看到建立一個有力的新醫學的機會，以充分發揮雙方傳統優良的一面。問題是，這個合作如何以及何時發生。

超市貨架上一瓶瓶的膠囊，看起來並不像尼德罕所展望的中西醫綜合體可能的先驅。然而健康的改革，來自卑微的開始。與植物相關的實驗，傳統上就不是一門優雅的科學。中國的藥草之父神農氏，曾嚥下根和葉子以試驗其結果。這位傳說中的皇帝，據稱生活於西元前2000年前，匯編完成第一部藥草學概要，並描述其作用。據說他發現並且親自試驗亞洲蔘、大黃和肉桂。在西元前225年，他的作品《神農百草經》已經是著名的作品。從最早的典籍開始，人蔘扮演維持人體

氣的運作的要角。所謂氣是道教醫學的核心，指人的生命能量。

《神農百草經》混合了用藥的經驗觀察，以及新興的道教哲學，後者是一種從自然中學習如何生活的哲學。道家認爲自然包括各種矛盾與悖論，因此他們的玄想系統包括生命的眾多矛盾。就如一位學者所寫的「不管多麼強而有力的事，都無法脫出自然。」

道家相信讓身體的基本元素陰陽調和，一個人即可保持平衡，避免生病。「良醫治未病」是道德經的說法，對道家而言，開藥給生病的人，就像臨渴才掘井，實在遲了點。

亞洲蔘溫和刺勵的風評，很適合道家認爲人應該練氣養氣的想法；當人們少量啃食人蔘，似乎感覺精力更旺盛。亞洲蔘被描述爲甘甜與涼性的特質，不致於太濃烈或強效，很適合和其他藥草協同作用。而且，它的外形呼應另一個道家想法，認爲人類反射了周遭的宇宙。形狀古怪、多分枝的人蔘根酷肖人形，讓人們相信人蔘可以治療人的眾多疾病。事實上，「人蔘」這個詞是廣東話，意思是「人形」（早期的醫學典籍具體指出，自然界中的物質，可以協助治療人體相應的器官，這是核桃補腦的論據）。

道家對於平衡的觀點，涵蓋了醫學與哲學領域，其核心則是氣。中國哲學和聖經類似，認爲世界起於「一團混沌」，在美國數一數二的人蔘交易商蘇保羅的口中，「氣推動陰與陽。何謂氣？力量與行動是也。」

在森林中，這些概念遠比在實驗室裡更容易傳達。事實上，泰國一座被森林圍繞的廟，引導我走向道家思惟。我在那裡看到樹幹上釘

了一張手寫的告示，上面寫著出自莊子的一段話，以及它的悖論：

至人無己、神人無功、聖人無名。在「道」運行無礙的人身上，並不汲汲於金錢，也不以貧困為美德。他依自己的信念而行，卻不以獨行為傲……他不總是在尋找對與錯，也不在決定是與否。古人云，道在無名。美德不帶來任何意義，無我才是真我。最偉大的人，是無人留意的隱士。

這些獨立的思考，非批判性的觀察，以及人道精神的典範，在你被高聳的柚木樹或多瘤的老橡樹環繞時，顯得那麼理所當然。

在另一個森林裡，道的另一番解釋，出現在來自肯塔基州的種蔘人席·楊克（Syl Yunker）。他在73歲仍領著一群人在維吉尼亞的藍脊山（Blue Ridge），生氣勃勃地健行。楊克住在亞洲的時候，曾吸收道家的思想。他以「平衡」與「活力」的角度談起人蔘，但是不曾主張它的醫療效力。他比較腳踏實地，每天口含一小片人蔘；出去採蔘時，他會帶著弩箭驅退偷獵者。當我們一起走在森林裡，他向我解釋亞洲蔘與美洲蔘的關係。

依風評而言，亞洲蔘是「熱性」而且較強的刺激物，相對地，許多人認為美洲蔘「涼性」。這個對立在1800年代擴大，可能的原因是地理因素。亞洲蔘來自寒冷的中國東北、韓國以及西伯利亞，似乎能對抗這些地區冰寒的氣候。美洲蔘從亞熱帶的港口廣東進入中國，當地人希望人蔘能夠讓他們鎮靜。因此美洲蔘是陰，而亞洲蔘則是陽。

楊克說這些分別，可能也象徵了兩種文化不同的特性。他稱人蔘是「調理素」（這個字來自中醫，意謂著植物能幫助身體每日的調

人蔘養心

在神農氏所著的《神農百草經》之後，中國的藥學典籍皆記載人蔘可以養氣或補氣，特別是對於養「心」有益效。氣不足情況如心臟慢性疾病，在老年人之間非常普遍，他們手腳冰冷、呼吸短促（可以呼應西方醫學診斷的心絞痛）。針對氣不足的情況，人蔘可能會和其他溫身去濕的藥一起開成方子。當需要驅逐體內過量的氣、滋潤或造血，則會配上不同的藥草。

整），並且廣泛使用這個詞「仔細觀察這個文化，」他說：「美國人的壓力很大，他們需要鎮靜下來。」美洲蔘含有更高劑量的鎮靜作用人蔘皂苷，正適合這個功用。

「在中國共產黨五十年的官僚統治後，每個人都覺得乏味，他們在找一些興奮的元素。」因此需要亞洲蔘加以刺激。

兩種人蔘間的不同，重要性遠不及它們對「氣」的相同反應，而且他們都被視為「調理素」。中醫依據藥草的本性、味道、結構、顏色以及自然屬性進行分類，藥草學家將數種藥草混合成一種處方，以適應症狀的治療，以及對於人體系統的了解。

除了藥典中的經典論文，中醫學也經由臨床家系進展傳承。

臨床經驗透過這些訓練與學習的系統，及醫學案例的研究持續進展。案例研究通常詳究症候的細節、每一位病患使用的情況，以及醫師對於症狀與治療的微妙辯證，就像西方的研究論文般。他們討論處方中的主要成分與搭配成分，建立起一種等級制度，設計每一種藥草

在處方中的地位，究竟是君方、臣方、佐方或是使方。有一種處方「四君子湯」，結合溫和的藥草以補氣，除了亞洲蔘，其他的三方是白朮、茯苓、炙甘草。

在宋末（西元960～1276年），一位南京的中醫師傅陳自明，批評早期的教學所犯的一些錯誤，並催促中醫師「深度探尋全方位的觀點」。在他的《婦女良方》中，他重新評估人蔘，使用在婦女產後復原上的功效：在這個處方中，陳自明以人蔘做為養氣的主要成分，並輔以白芍根、當歸、獨活的地下莖、丹根以及延胡索，這些藥的成分都有助於造血。

人蔘的應用逐漸變得傳奇，它的價格也同步上揚。在促進健康的價值之外，它並獲得最崇高與珍稀的形象。早在1274年，馬可波羅即向歐洲世界描述他旅途中所遇見的達官貴人，食用人蔘製成的粉末、茶、糖漿以及食物佐料。到了1680年代，路易十六派使節到暹邏進行外交任務（即今之泰國），在和其他使節交換資訊後，他對這個「寶物」好奇著迷不已。在給巴黎的信上，他寫著：「我剛才學到……食用人蔘的方法」他繼續寫道：「它的主要功能，是調治血行，讓無精打采的人恢復精力。將水注入杯中使之沸騰，然後投入切成小片的人蔘，蓋上蓋子讓人蔘充分浸泡。當水變涼，可以在早餐前先喝掉蔘茶。」

當時，精緻美食的風潮席捲全歐，歐洲人狂熱追求新香料與新口味。法國人進口亞洲香料與食物，並引介到歐洲其他急切渴求時尚潮流的國家。這位使者捎來的消息，很快響徹全歐──異國的香料竟能促進健康？這可是雙重益處。很快地，義大利營養學家與醫生法蘭契斯

本草綱目說人蔘

　　明代（西元1368～1644年），李時珍接受陳自明的挑戰，著手進行艱難的任務，整理、組織世代累積的藥草知識，剔除幾世紀累積下來的錯誤資訊。李時珍花了二十七年的時間完成《本草綱目》，在1596年他死後才出版。書中敘述人蔘是一種溫涼的補品，受到「秋天陽氣的影響」，可以用來治療影響上半身與下半身的疾病。李時珍的作品至今仍是中草藥學最關鍵的經典著作之一，書中對於人蔘的應用愈見成熟，但即使專家仍然無法精確解釋人蔘是如何作用於身體。

科‧瑞迪（Francesco Redi）大肆吹噓人蔘的效益，說這種補品應該用在準備給老人家的每一道燉菜裡。（「補品」這個詞在當時廣為流傳，字典將之定義為「某種具鼓舞、復元或消除疲勞等功效的食物」。但是更精確的用法則回溯至1649年，意謂著任何可以復元器官或肌肉至正常健康狀態的東西。）

　　法國使節亞貝‧法蘭索瓦‧提姆雷翁‧德‧修伊茲（Abbe Francois-Timoleon de Choisy），是一位眾所周知的花花公子，以放肆豪賭以及誇張的變裝冒險而聞名。他記下暹邏的生活與文化，成為家鄉暢銷一時的作品。因此暹邏在1687年派遣使者到法國進行外交任務時，掀起了一陣旋風。

　　使節一行在法國東北角的布列斯特港上岸，隨行的還有一長列來自暹邏首都的禮物，以及一封暹邏王致路易十六的信函，放在一個華

麗鍍金的金字塔裡，必需由8個侍衛才抬得動。皇室致贈的禮物包括漆器的桌子、瓷器、銀器組、盛巧克力的盤子，以及「8兩重的人蔘，由大使自己雙手呈上」，和一隻用來沖蔘茶的茶壺。（「兩」是一種中國的計重單位，至今仍用於秤量藥草與黃金，一兩約等於3/4盎司）。當時人蔘已經是健康與富貴的國際象徵，並站上全球舞台，成為君王互相餽贈的最佳禮物。

暹邏大使由港口護送禮物至巴黎，一路上受到帝王式的歡迎。在南特，當地的7名貴族在馬背上列隊，禮砲齊發。全國都在談論這群異邦的訪客。當他們終於來到巴黎，勞累的大使被引到凡爾賽宮的大殿。路易十六坐在他銀製的皇座上，在正式的大廳中，以盛典歡迎他們。太陽王為所有的禮物表達深刻的感激之情，其中也包括了人蔘。之後他邀請使者一行人共進凡爾賽宮著名的盛宴，包括燉肉和其他點心。這場拜訪後的數年，法國貴族皆以人蔘復元精力。

在美洲，對藥草的興趣通常受歐洲的潮流影響，在高度評價與懷疑論之間循環。十八世紀末期，中國被視為強盛而古老的國度，它的影響力讓歐洲人對於藥草治療的使用達到高峰。身為科學研究人員，班哲明・富蘭克林（Benjamin Franklin）追蹤這些發展，並且從倫敦引進第一支真正的中國大黃（作為瀉劑使用），送給他的營養學家朋友約翰・巴傳（John Bartram）。1818年的一篇醫學文獻畫出美洲蔘的形狀，並且詳述它在中國與日本的用途。這種治療方式相當受肯定，也很受歡迎。人蔘在美國的用途單純作為「某些緩和鎮痛的皮膚藥膏」，但文章中記載，人蔘「曾是出口到中國以及遠東各國最重要的物產之

一」。1836年，某一本較激進的藥用植物事典，指出「沒有理由懷疑新鮮人蔘真的擁有鼓舞與刺激的力量」。十九世紀大部分的時間，美國藥典將人蔘歸類為有治療價值的草藥，用在刺激精力以及做作胃藥。

二十世紀初期，美國使用藥用植物的數量，因為1910年的弗萊斯納報告（Flexner Report）而減少。這是一份針對美國醫學教育尖刻批評的報告，深深影響了醫學院校。這份報告催促美國醫學院校專注於對抗療法的藥物，排除許多一度曾大受歡迎的不同思維，包括草藥醫學。結果大部分的美國人從此不再聽聞中國草藥。

直到1970年代，美國大眾對其他國家的生活方式與傳統越來越感興趣，造成一股異文化與保健系統的風潮。克里斯·汪杰（Chris Wanjek）為華盛頓郵報撰寫關於健康與醫學謬見的文章，做了一份非正式的保健風潮，並將對中國草藥的興趣，追溯到尼克森訪中事件。在這次外交訪問期間，記者詹姆士·瑞斯登（James Reston）罹患急性闌尾炎，需要進行緊急手術。在沒有時間諮詢西方醫師的情況下，由中國大夫執刀，並使用針灸代替麻醉。其後瑞斯登在紐約時報上發表這段看中醫的經驗，並且親眼觀察了幾場手術。瑞斯登在報導中表示，就連外科醫生都「無法認同針灸麻醉何以見效」，然而「他們在實證基礎上的應用，並不等著理論加以證明」。他說：「該是兩國的醫術正式交流的時候了。」

很快地，紐約西奈山醫院的撒姆爾·羅森醫生（Dr. Samuel Rosen），拜訪了中國的診所，並且在報紙頭條寫下他親眼見證的針灸效果：「在今日中國最現代化的背景下，我親眼見到中國傳統醫學令

人肅然起敬的技術」。他描述針灸師在病患的手臂上仔細地找到位置下針，讓病患即使正被打開胸腔進行心臟手術，仍能保持清醒與鎮靜。

「科學對許多逃過調查的中醫技術，都無法解釋。」羅森醫生曾說過，「突然，中醫呈現在大眾的眼前，」汪杰告訴我：「我想是在1970年代，西方醫學開始與中醫的接觸。」美國大眾想知道更多，但是中醫並不容易納入臨床實驗，它憑經驗法則進行，而且處方分歧，依據患者身體特徵與平衡而定。因為沒有辦法將中醫的針灸或全草藥的處方納入標準化的西方臨床思維，好奇的美國人因此在傳聞前止步。

美國人的興趣逐漸增長，想要找到常見藥物之外的選擇，許多人因此受到長期被忽略的中國文化所吸引，卻缺乏加以了解的背景。許多人對於草藥的健康資訊懷抱希望，卻少了應有的警覺。在非正式的調查中，汪杰發現關於中草藥的文章經常過度樂觀，缺乏客觀的評估。沒多久，巴爾的摩金鶯隊的一位投手在2003年死於中藥的麻黃，汪杰監看到關於藥草更多批判性的報導。（這起死亡事件，造成麻黃的禁令）「在美國，我們對中草藥的態度仍然原始粗糙，」他在一封電郵中寫道：「人蔘很好，因此我多吃人蔘。我們把人蔘加在糖果和含糖飲料中，想當然爾，這不可能帶來健康。」

這些年來，有一位同時是人蔘的擁護與懷疑論者，受到相當的尊敬與推崇。在美國普渡大學擔任藥理學教授的凡洛‧泰勒博士（Dr. Varro Tyler），同時也是生藥學界的權威，他研究自然來源的藥物，例如植物、動物以及微生物。他是一位熱心的集郵者，也寫過一系列關於偽造郵票鑑定的書。泰勒在內布拉斯加長大，在耶魯大學以及康乃

迪克大學攻讀藥理學。在普渡大學任教期間，他開始研究當地的民俗療法。他的目標是以科學與批判的角度檢驗民俗療法，這個研究導致他開展了全國以及海外的旅程。他的著作《泰勒的草本誌》（*Tyler's Honest Herbal*）最早出版於1980年代，提供使用者明智的用藥指南。在更新版中，他重申立場：

藥草只是一種緩和的藥物……並沒有任何神奇或神祕的特質。就像其他的藥物，必需使用合宜的劑量，並用在合宜的階段，才能發揮功效……也像其他的藥物，藥草的應用也會產生不利的副作用。

泰勒以謹慎的態度看待人蔘。雖然它的植物性以及化學性質都已經廣為周知，科學家仍無法明確理解人蔘如何（以及是否有）作用。在研究過1968年以後所有亞洲與美洲蔘的臨床實驗報告後，他的結論是：「人蔘的藥理學活性，主因可能來自它的許多化學成分，即三萜皂苷。」這些化學組成，後來成為廣為人知的人蔘皂苷。

人蔘化學成分的結構逐漸廣為人知，它們在小型動物身上廣泛實驗發生某種作用，但是在人體內的作用方式，則是完全不同的情況。在泰勒新版的書中，他表示關於標準化人蔘萃取物的臨床研究，顯示人蔘似乎對生活品質略有助益——人們感覺較愉快，疲勞程度減輕。

泰勒新版本的書減少了對人蔘的疑慮，但他仍然認為目前的臨床實驗設計，不能夠真正檢驗、分析藥草中太多複雜的成分，因此植物的活性未能得到證實。1990代，有更多臨床實驗表示，年長者可以從攝食人蔘，得到不同程度的益處。然後在1999年，一個由德國專家組成的小組，發表了一系列草本醫學的論文，並且被翻譯成英文。這些

13種人蔘皂苷

　　當科學家在顯微鏡下觀察溶液中的亞洲蔘與美洲蔘，他們找到13種人蔘皂苷，分別給予「想像力十足」的代號：Ra，Rb，Rb1，R1，Rf，Rh1，F1，F2等。他們發現人蔘皂苷存在植物全株中（包括根、地下莖、葉子、莖以及花朵），通常根部含量最高。皂苷與水作用，可以製造泡沫，大量使用於清潔劑和乳化劑。人蔘中的皂苷濃縮成分在植物年齡越老時，似乎濃度越高。在根部，皂苷濃度從第一年的百分之1.6，第二年的1.9%，逐年上升至第六年為止。亞洲蔘和美洲蔘主要的差別，似乎是這些皂苷的特性。

作品被稱為「*Commission E*」論文，評估人蔘（以及其他300種植物）的研究文獻，證明它是一種恢復身體與精神疲累的補劑，並適用於病後的復元期。世界健康組織同一年也發表了一份報告，對人蔘的效用背書認可。

　　2001年的夏天，我和泰勒博士會談，請教他新近的研究，是否改變了他對人蔘的假設。他已經退休，以74歲的高齡，在專業領域仍然活躍。他指出，學界發現人蔘皂苷有些具有激活性，有些則對中樞神經具有鎮靜或壓抑的功效（Rg1明顯是主要的激活成分，而Rb1是首要鎮靜成分。貝勒醫藥大學近期的研究顯示，Rb1和Rb3可以減緩腦細胞退化。）他很高興看到國家健康組織願意進行私營企業不願意贊助的研究，在1998年成立補充與替代醫學國家中心（National Center for

Complementary and Alternative Medicine），贊助一系列關於人蔘與其他藥草的創新實驗。泰勒贊揚這項努力，並對於拒絕投資進行藥草研究的製藥公司語帶批評：「老實說，」他說道：「我認為部分企業從這些藥草製品上獲利不少，應該拿一部分出來做相關研究。」

他覺得印象最深刻的研究，是在多倫多的聖米榭兒醫院，研究美洲蔘對於成人糖尿病的效益（這種病又稱第二型糖尿病）。實驗由弗拉迪明‧弗克森（Vladimir Vuksan）主持，他曾出版過一些報告，指出如果在病人用餐前給予美洲蔘，有助於避免食物所引起的血糖大幅上升。即使這項發現需要進一步的研究，它讓糖尿病人的血糖控制，出現一線曙光。

泰勒博士對於與人蔘相關的一面倒好評，仍持保留態度，並質疑老蔘根和新蔘根是否真有如此大的差距。他再次表達標準化植物萃取方式的需求，但也使用了「補劑」這個字眼。「我想人蔘的確有補劑的效果。」他說：「在我們對此了解更多後，我的觀念改變了。相較於我寫相關章節的年代，我對人蔘的懷疑減少了。」他總結美洲蔘與亞洲蔘的差別時，回應了中醫的概念，卻是基於科學的研究結果。畢竟，他說，美洲蔘比亞洲蔘含有更多鎮靜成分的人蔘皂苷。

凡洛‧泰勒是瑪麗‧哈迪醫師（Dr. Mary Hardy）的良師益友，後者是洛杉磯西奈半島教學中心整合醫療小組的領導人。他們一同出差到亞馬遜，研究當地人使用藥草的方式。多年來，他持續分享他的經驗，回覆她的問題，指出新的發展。哈迪同時跟隨傳統東方藥草專家研習，在紐奧良成長的她，是路易斯安那州一位家庭醫師的孫女，

出生於醫生世家的第五代。她是一位獨立思考的人，著迷於各種行醫方式。對於西方與東方醫學體系的比較，她引用一段短文的隱喻，指西方醫學像頭腦的作用，而東方醫學則是心。西方醫學循著線性與分析，精確追求藥物發揮作用；東方醫學則更專注於體內各系統間的關係。然而，每一種體系都教導你一些有用的東西。

「中醫有應用的一面，」她告訴我，「人蔘活性在處方中發揮作用，出現在實用的典籍中。」

哈迪是我遇過說話速度最快的人，她在杜夫特大學的新英格蘭醫學中心研習之際，與中醫有了面對面的第一手接觸。這個大學位於波士頓中國城的邊緣，她是社區基層照護人員。她的病患主要是從香港移民到波士頓，尚未被同化的中國人。年長的病患可能在沒有翻譯人員陪同的情況下來到診間，讓例行的診斷成為一大挑戰。哈迪以不同的句子製成字卡（「早安」、「你好，我是醫生。」、「你哪裡不舒服，請指給我看。」）請社工人員翻成中文。哈迪每次翻出一張，與病患溝通。有時她會拿出一張卡片，上面寫著：「可以讓我檢查一下嗎？」手裡拿著她的聽診器。女人的反應，給了她預期之外的一堂文化交流課程。

「她們會捲起袖子，解開靠近肚臍的兩個鈕扣，並且伸出舌頭。」哈迪告訴我：「我的感覺是，我一定是哪裡搞錯了。」

為了了解病患，哈迪決定到鄰近的中國城走一趟。她和當地人談話，到藥局和草藥店參觀，並在那裡見到人蔘。她走進中藥店，問起產品資訊以及價格。老一點的人蔘一條值上兩百美元，這讓她升起其

他疑問。慢慢地，她逐漸了解人蔘在中醫上的應用。

哈迪發現一種語言上的類推。中文不像英文，並沒有過去式的用法，必需仔細聆聽整個段落，才能找出事件發生的時間點。文本中所出現的「昨天」或「明天」等修飾詞，表達了事件的時間。她說，同樣的思惟概念，中藥師使用人蔘增進生活品質；對於熱衷定量測量、重視針對性治療的西方醫學而言，這是難以理解的概念。她發現僅有少數西方研究評估人蔘提升生活品質的使用方式。

《藥學治療年刊》（*Annals of Pharmacotheraphy*）發表的一份報告指出，使用亞洲蔘四週後，提升了患者心智健康與社會功能的運作。（另一方面，人蔘使用者不良反應的發生率，較使用安慰劑的一組更高）在另一個研究中，康乃迪克州哈特福醫院的研究人員做出以下結論：使用人蔘可能促進「生活品質的不同層面」，然而整體的改善效果微乎其微。

最後，哈迪以東西合併的方式行醫。她在1982年和一群醫生到中國參訪，當時中國仍是鐵幕，外國人很難到處旅行。她看到醫院附屬的藥局裡，技術人員依處方準備草藥。在一排玻璃後面，他們站在一

人蔘是安慰劑也是補體素？

「如果你過度激動，想要吃一些人蔘寧定心神，美洲蔘可能會是好選擇。」「如果你需要精力充沛，亞洲蔘會是你的選擇。」美國普渡大學藥理系教授泰勒博士說。

櫃的木頭抽屜前面，量著根和葉子的組合，並疾筆寫上如何在家煎藥的指示。哈迪看到很多這一類藥櫃裡都有人蔘。

在這趟旅程中，哈迪得了一種西方醫師大概會診斷為急性肺部感染的病症，起因是每個春天瀰漫全北京的沙塵暴。她和一群醫生在一起，因此每個團友都建議她該吃什麼藥。「但我的反應是，『不要！我要去看中醫。』」哈迪被診斷出肺部過度燥熱，要吃點中草藥解熱。

「藥的味道很恐怖，」她說：「可是我的確好多了。回程的時候我把藥留在飛機上，因此我又復發了，整整一個月喘得像條狗。」

數年後，哈迪又回到中國，這一次，換她給主人帶來驚喜。她在北京廣南門傳統中醫院（Guanamen Traditional Chinese Hospital）進行一場演講，內容是關於她使用亞洲蔘單方，為癌症化療病人紓緩疲累不適的經驗。她知道台下那些中醫師聽眾可能會使用人蔘當作預防癌症的用藥，但是從來不使在療程中。他們對她的演講的反應，非常立即而又激烈：「不能這樣用在癌症病人身上，太燥熱了！腫瘤會長大的！」等等。他們完全陷入瘋狂狀態，情緒激動不已。這些聽眾的反應，和美國醫師聽說有人想在他們的病患身上插針，一樣激動憤怒。在兩個醫療體系之間工作，似乎總能吸引到雙方的注意力。

對於哈迪和其他樂意看到人蔘應用在西方醫學治療的人而言，三個前提是：對於藥草的使用有一定的了解（包括傳統與現代用法）、藥草品質控管，以及較好的病患教育。她對於人蔘商業化的浪潮持懷疑的態度，也不推薦健康食品貨架上的任何產品。她寧願和有經驗的草藥專家配合，而且也得視個別草藥專家和所受的訓練而定。

既然大部分的人都不容易找到訓練有素的草藥專家，哈迪相信我們需要做的，是發展一套結合傳統與現代的系統。

　　爲了更近身觀察中醫，我參考一分紐約市有執照的中醫藥學專家名單，並和在曼哈頓城中心執業的蘇珊‧楊約了就診時間。對楊而言，東方與西方醫學之間的緊張，只是一種家務事。她的父親是一位西醫，從不使用到「氣不足」這等字眼。他在香港受教育、拿到行醫執照，在1972年的除夕夜，舉家遷到美國。他希望小孩中能有人繼承衣鉢成爲西醫，但蘇珊抗拒這想法。她熱愛醫學，但不是西方醫學。

　　「我出生的時候病得很重，」她解釋道：「我的祖母用草藥把我調理到好。在我的心底深處，我一直想研究藥草學。」

　　楊盡責地在耶魯讀到大學畢業，然後，依據她的說法，她找到了回頭路。她在位於百老匯的太平洋大學的東方醫學中心（Oriental Medicine），完成了針灸與藥草學習，並且跟著臨床醫生實習後，得到相關證書。

　　楊是美國東方醫學協會的成員，在31街一個通風良好的辦公室執業。她的接待室和其他醫生的辦公室沒有兩樣，只是門後貼著一張卡通畫報，上面畫著一隻屁股被插了一根木棍的乳齒象，後面有原始人逼近。乳齒象上面的一個對話汽球框裡，寫著：「奇怪，我的脖子突然覺得好多了。」漫畫的標題是：最早的針灸療法。

　　楊以一種治療師或樂師般放鬆而自信的聲調，在接待區與我會面。她的辦公室有標準的檢查桌，上面蓋著白紙。她的問診從提問開始，問起患者各方面的健康，以了解病患內在平衡的狀況，設法查出

是否出現任何「不平衡或不和諧」，導致症狀出現。例如，治療一個手腳特別冰冷的女性，楊會問起對方的精神、胃口和糞便，軟便可能意味著氣不足或陽氣不夠。美國人通常不好意思談起他們的腸胃運動的狀況。

「很多人會對自己的身體不夠留意，」楊說：「他們會說，『我沒有注意過。』」問過問題後，楊會自己觀察病患身體，檢查他們的舌頭、肚子和脈搏。

把脈不僅是計算脈搏次數那麼簡單。楊輪流為我的雙手把脈，以3隻手指按住我的手腕，像是壓住吉他弦的動作。右手腕的脈會傳達我的氣與陽的狀況，左手腕則是指示陰與血行的情況。每一邊有9種脈象，落在皮膚下不同的下沉壓力部位。

最後，在詢問與望診後，楊依經驗以及參考藥典，開了診斷書。她很仰慕這些典籍優雅的治療方式。「有一些經典的藥方真的很優美，而且使用到人蔘。」她說，她特別列出四君子湯，以及另一個她常用的藥方橘皮湯。她在一張紙上寫下這個名字，解釋這個處方幫助與氣不足相關的失眠、疲累以及消化問題，例如食欲不振等。當氣流通不良，即導致失衡、健康不佳以及疾病。如果楊診斷出氣不足、血遲滯、陽不足或以上綜合症狀，她會以人蔘混和其他藥草開處方。

在她桌上那本關於經典藥材的厚書，是1986年由兩位執業醫生丹·班斯基（Dan Bensky）和安德魯·甘伯（Andrew Gamble）合編的版本。她在書上貼滿了綠黃藍紅等各色便利貼，上面手寫的字，會讓大部分美國醫生覺得莫測高深：「調血」、「調氣」、「補氣」、

「去濕」、「清熱」、「安神」以及「補陽」。在補氣的那一落裡，列出的第一個的藥品就是人蔘。

氣的問題最常出現在脾和肺，這是屬「陰」的主要器官，能從食物和空氣中萃取氣。文章談到亞洲蔘用在「氣散嚴重的情況」，它能補陽而且生津。吉林省的野生人蔘是上品，但價格昂貴，只用在病況嚴重的時候。栽培蔘效果不錯，而且價格便宜多了。

事實上，對於臨床執業而言，人蔘的價格太高了。楊承認，依照患者的保險以及支付能力，她可能會以較便宜的植物如黨蔘，來代替藥草之王。

我以驚異的口氣談到1986年尼克森再度抬頭之前，幾乎沒有中醫典籍英譯的存在。楊提醒我，幾個世紀以來，只有中國醫生對中醫有興趣。她說，中醫在西方開始普及，是在尼克森訪中之後。

人們應該嚴格恪守醫典的指示使用人蔘，但消費主義的壓力，卻明顯出現在中國城的中藥店裡。中藥店是抓藥的地方，根據中草藥專家第四代傳人以及藥店經理湯姆‧梁的說法，許多來店的人沒有處方

謹慎用蔘

　　蘇珊‧楊醫師表示：「人蔘和其他補藥不見得絕對是有益無害的。」例如，如果氣困在胃經，補氣只會讓情況惡化。舉臨床的一個病患為例，他多年來服用高劑量的人蔘，造成肝功能損壞。人們最好諮詢受過訓練的藥草專家。

就買人蔘。有時患者會堅持在處方中加上如鹿茸或海馬等在藥典中很少用到的藥，梁將這種行為比做有人看了電視廣告，就去找醫生開百憂解一樣。

他的藥舖同時販賣亞洲蔘與美洲蔘，即使在藥典編纂的時代，中醫並不識美洲蔘的存在。上海的一個買家供應梁亞洲蔘，那人經常會等著價格下滑之際，到安徽大量買人蔘再轉手。至於美洲蔘，梁和叔叔飛到威斯康辛州，直接向種植的農人購買。他對他們的田地、粗糙的大手，以及對生意經的樸實笨拙，感到大為驚嘆。他說，他們就像住在另一個世界。

在兩個世界間往返，研究東西方的科學與醫學數十載，生化學家約瑟夫‧尼德罕結論是，每個醫學體系皆與其所孕育的文化息息相關。醫學系統收集、累積知識的方式，微妙地由我們所使用的語言所形塑。然而，他想望一個普及的未來醫學，是可以結合臨床的洞見，以及以現代生物學及生理學為基礎的西方醫學。這種綜合體，需要人們有意願正視他們所繼承的知識架構，並看到內部的真實。

臨床試驗方法學的進步，得以研究出全部藥草的完整成分，讓人蔘可以協助醫生朝向這個綜合體邁進。不過，對一塊小小的粗糙樹根而言，這個任務也許太沉重了。

然而，人蔘的故事不僅是醫學執業或誤診的過程，這一點已無疑義。就在梁的藥局外面數分鐘的距離，另一個人蔘故事的切入點已然浮現。

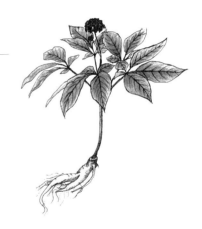

Chapter 3
皇族至愛

人蔘與貂皮，是我族人生存的命脈。
——皇太極，中國皇帝（1529～1643）

　　一年大約有3次，鮑伯‧波依弗會離開卡茲奇，來到曼哈頓的中國城。「我愛中國城。」他說：「我愛曼哈頓。我喜歡帶一些人蔘根下山，換一頓好吃的。」波依弗使用自己種的人蔘，向中國城裡像梁經營的這一類中藥店，促銷紐約州產的人蔘。

　　波依弗曾在青少年時期由澤西搭車到紐約，但如今這個城市變動甚大。有些區域縮小了，有一些區域更新了。

　　「小義大利區只有以前的一半大了，」他說：「佛羅里尼和烏貝托還在，還有其他兩三家餐廳、麵包店、乳酪店，不過現在都由中國人經營了。就這樣了。小義大利區其他的地方，都被中國城吞噬了。不過中國城還是一樣酷。」

　　波依弗喜愛在這個城市中漫步的能量，以及談判的刺激——不是和街頭小販討價還價那一種，而是更基本的以物易物。他喜歡透過動作，而非口頭的談判。他帶著一些野生人蔘根走進一家中國餐館，找張桌子坐下來。

　　「我把人蔘擺在桌上，等著有人看到。」他想讓人們吃驚。一個古

怪的白人手裡拿著野生老蔘，通常不用等太久，就會有人看到他。「通常是男侍或女侍走過我旁邊，被人蔘吸引了目光。」他說：「我會說，『送上晚餐，人蔘就是你們的。』接下來的事，是某人被從廚房被請出來，通常是祖父。在場的還有翻譯，通常是年輕的一輩。翻譯會說：「這些人蔘你想賣多少？」我回答：『我只要你餵飽我。』他們會說：『什麼？』」

「給我些吃的，」他解釋：「不是菜單上那種，」有時他會帶著朋友一道，「他們總是說—噢，老天，我們吃得真好。」

3個形狀完美的人蔘，波依弗可以換得一頓好吃的。有一次他和7個朋友一起吃了一頓六道菜的海鮮大餐，包括飲料，花了他6塊人蔘。「大半的時間，我不知道自己吃了什麼。」他說：「我就愛中國菜，那真是我的最愛。」

世人對人蔘持續的迷戀，關鍵之一是它在中國的故事。波依弗多次經過的莫特街32號雜貨店，是曼哈頓中國城最老的商店，在堆滿了餐具、瓷器、麵粉以及植物種籽的陰暗貨架上，這個環繞在廣大而新穎的中國城之中的小小古董，可以瞥見人蔘的歷史。

十九世紀末期，這裡曾是整個街坊的中心，人們來這裡補充糧食、付帳單，打聽一些從福建傳來的家鄉消息。店員為客人寫信，並且為他們讀回信，週日男人聚在這裡喝茶或喝咖啡，交換家族、家人與生意上的事。直到最近，街坊的人仍到莫特街32號聽八卦、付他們的行動電話帳單。

這個商店的櫥窗後面，陳列著不同的植物成分的香皂（檀香、玫

人蔘＝權力？

在中國古代，權力與醫藥的關係從來不曾分化太遠。

西元前475到221年的戰國時代，在森林與荒地間流離失所的人，被迫帶著藥草保護自己，以免受到致命疾病如血吸蟲病的侵襲。通常這些藥的用途，是撫平人們對無法控制的自然力量的恐懼，例如野獸和大洪水。隨著時間與經驗的累積，人們篩選出真正有效的植物，人蔘響亮的名氣響遍全中國：黃色的根，不喜歡日曬，有魔力的藥草，「充滿靈性」的「返老還童丹」。通俗大眾的想像力，賦給人蔘傳奇的能力。

瑰、茉莉花，當然也有人蔘）。在長櫃台後面的牆上掛著一個老秤，人蔘和其他植物都是經過這種秤賣出去的。秤的後面，是兩片大約3呎長的木頭，一片是深藍色，一片是淡黃色。這些木條象徵著皇家的旗幟和中國皇室的影響力，通常表示這家店是受政府管轄、核可的中國藥草零售商。

保羅·李是這家店的主人，也是原始創店人之一的孫子，他解釋道：「這就像拜爾的獨家授權通路商，」他在我拜訪時告訴我：「我們是當時唯一合法授權的零售商。」除了像FDA認可般受到中國皇室的認可，這些旗幟也表現出中國皇族的財富和人蔘的關係有多密切。

人蔘在中醫學上盛名遠播，卻少有人談到這個植物在國家政治史上的重要角色：中國最強大的朝代之一，是由一位在塞外馬市販賣人蔘起家的人所創建的。

有一則故事：一個男人不斷在半夜聽到有人叫喚他的名字，讓他屢屢從睡夢中驚醒，卻看不見週遭有任何人的蹤跡。有一天夜裡，他刻意保持清醒，巡視房子附近半哩方圓的地方，終於停在一棵高度及腰、碩大美麗的人蔘株前。他掘出的人蔘長近6呎，形狀逼近人形。從此以後，他不在半夜聽到有人叫喚他。

　　人蔘可以擬態成老虎、人類或鳥，以此騙過採蔘人。在中國的傳說中，有男人剛巧來到一大片成熟的人蔘田裡，他大喜若狂，貪婪地想把所有人蔘挖出來。這時，突然出現了一個小女孩，朝他的眼睛丟沙子。他蹣跚地往前走，她一路在後面追趕，直到他走得太遠，再也回不到這個確切的地點。那個女孩當然是人蔘的化身。人蔘根也被認為有能力擬態成其他植物，我和波依弗的經歷，似乎證實了這一點。

　　這些故事的主旨是：挖人蔘從來不像森林漫步那麼簡單。對於採蔘人而言，人蔘同時擁有森林中每種生物的力量與狡猾。想找到人

人蔘會逃逸？

　　翻閱中國挖掘人蔘歷史的手稿，可以看到一種強烈的恐懼，怕人蔘會突然消失，或者對人造成傷害。採蔘人一瞥見人蔘，傳統的方法是馬上趴下來，並且大喊：「別跑！」然後他必需快速解釋自己是好人，他的動機是純潔的。如果是一群採蔘隊，他必需一直喊到其他人來幫忙為止。然後另一個人會小心地挖出人蔘，但發現者的眼睛不會離開人蔘一步，以確保人蔘不會「逃亡」。人蔘有能力逃逸的說法，至今仍在美國採蔘人之間流傳。

蔘，需要勇氣、紀律與耐力。一些採蔘人試著在出發前，以嚴格的準備工作，強化自己找到人蔘的資格：禁酒、茹素，甚至禁慾。

如此威力十足的植物，不可避免引來政府的注意。伊利諾州奧古斯塔大學的中國學者范·西門（Van Symon），寫下也許是英語世界唯一關於人蔘在中國最後一個朝代扮演關鍵地位的論文。清朝從人蔘買賣中得到大筆金錢利益，並壟斷人蔘市場，因此得以興起。

幾世紀以來，中國皇帝徒然費力控制人們採蔘的量，但到了十五世紀末，人蔘在中原幾已絕跡，採蔘人必需向北來到一塊被稱為「滿州」的地區，走進韓國附近的長白山。這個地區荒涼酷寒，是皇帝流放不服從的異議人士之處。滿州森林裡野生動物和人蔘蘊藏豐富，瀰漫著綜合淘金熱與罪犯聚集地的奇特氣氛。這裡是鋒芒畢露的女眞人（後來被稱滿族）的世居地，他們偶爾進犯皇室軍隊駐紮與流放漢人生活的邊遠城鎮。漢人是中國的主要民族，他們認為滿族是粗野的土包子。

在那個時候，一個採蔘人從撫順，辛苦跋涉到當地最熱鬧的謀克敦（滿文是Mukden，漢文寫作「盛京」，即今之瀋陽），途中可能會經過一些森林與松木叢。謀克敦是和乖戾的漢人官僚交易的主要場所，但是女眞的採蔘人可能在此遭逢到異樣與歧視的目光。他在市場所販賣的人蔘與毛皮，可能用來製造更精巧的貢品呈給皇帝。

當時韓國臣屬中國，進貢的車隊一年經過謀克敦3次，一路到北京去。韓國宮廷的大使和40人或以上所組成的隨從隊伍，載著人蔘、豹皮，以及金、銀、武器與奴隸。韓國大使在謀克敦販賣多出來的人蔘，中飽私囊（韓國人蔘很受歡迎）。回程的路上，他們會再度經過，

這次載的是皇帝回禮給韓國國王的禮物：玉、袍子、樂器、藥品和書，全部都是上國精緻風格的展示品。

一位年輕的女眞人努爾哈赤，最終將掌握他帶到市場的人蔘，以及富有的韓國官員帶來的貴重禮物，二者之間的聯繫。努爾哈赤的祖父是愛新覺羅部落的首領，這個部族活躍於鴨綠江以北的凍土帶。1570年代，努爾哈赤還是青少年，已經在撫順馬市販賣人蔘，並且和父親一同護送貢品到北京。努爾哈赤從沒學過讀書寫字，他喜歡聽行動、戰役與政治陰謀的故事，卻從未想過相同的事，可能發生在自己身上。

北京之旅開啓他的好奇心。無疑地，努爾哈赤的家族和明朝一位掌權的大將軍有結盟，這讓他非常驕傲。但是當他們加入的一場洗劫行動讓情勢逆轉時，他的命運也發生了巨變。他的祖父被明朝的士兵放火燒死，他的父親被謀殺，全部落的領導責任，突然都落在努爾哈赤肩上。他成爲對手的目標，對手不僅挑起爭端，並在夜裡當他和家人單獨在家時，派殺手到他家去。同時，明廷利用這種情勢，挑撥女眞族部落間的對抗。

1586年努爾哈赤27歲時，他成爲全族領袖。他利用兩段具政治利益的婚姻而繁榮壯大，並且迎合北京，讓過去的背叛前嫌盡釋。他剿滅盜匪，釋放他們的中國人質；當日本挑釁者威脅韓國，他提出帶兵協防的建議。龍心大悅的皇帝，因此賜給他「龍虎大將軍」的封號。

終於，努爾哈赤統率足夠的軍隊，並以巧計讓明朝將軍簽定合約，讓他擁有領地上所有人蔘收成的主控權。他從人蔘交易所得的收

清朝崛起於人蔘

　　明朝末年，女真族部落首領努爾哈赤看出人蔘是壯大女真權勢的途徑，他教女真人蒸乾人蔘根的新製法，讓人蔘更柔軟曲折，而且較不易折斷或腐壞，因此更容易運輸，價格也較高。他密切注意人蔘的貿易，隨著勢力的擴張，他派數千人上長白山為他採蔘。同時，他的屬下也逮捕違法採蔘隊，以沒收的人蔘作為戰利品。努爾哈赤從北京最喜愛的女真人蔘中崛起，從貿易中培養實力。就如日本歷史學家稻葉岩吉（Inaba Iwakichi）所寫的：「清朝崛起於人蔘，覆沒於鴉片。」

益，每年介於三萬和九萬公斤的白銀之間（以2004年的幣值，大約是四百五十萬至一千四百三十萬美元之間）。西元1609年夏季，他幾乎與明朝開戰，原因是對方購買人蔘的款項有拖延。他派了五千大軍去收錢，而且停止進貢北京。

　　努爾哈赤逐漸看清自己的使命。他派人為女真語創造書寫的文字，並以旗幟重組他的軍隊，以黃、藍、白、紅四色旗編組，讓精銳部隊更有效率，擺脫了部族對立的牽制。從戰役指揮、平時的屯墾、納稅、手工藝到天空中揮舞的旗幟，都成為組織所有事情的基礎。

　　當努爾哈赤評估自己的勢力已足夠強大，他終於表現出對明朝壓抑的憤怒。他自封為「汗」，或稱皇帝，並宣讀明朝皇帝七大罪狀，其中包括謀殺了他的祖父與父親。他並指責明朝官員縱容人蔘偷獵。努爾哈赤帶一萬精兵向謀克敦前進，一路以寡擊眾，取得驚人的勝利。

努爾哈赤宣布定都謀克敦，並在此建立皇宮，展現他稱王的野心。他坐在皇室象徵的杏黃色椅墊上任命將軍，接見達官貴人。他死於67歲高齡，彼時努爾哈赤已經在這個一度視他們為入侵者的王國中，建立一個新的王朝。

在謀克敦城外一個覆滿森林的小丘上，努爾哈赤之子皇太極為父親造了一座大墓，細心調校過風水，讓背後貼著天柱山（人們使用中國科學—風水來為地景導氣調氣，正如使用人蔘引導體內的氣）。今日這個墓仍然在原地，是亡魂盤據的宮殿，大廣場周圍有石雕動物與守望塔的保護。然後皇太極拾掇了父親的野心，他揚棄女真之名以及它土俗的言外之意，稱他的族人為「滿族」，並建立清朝。中文裡的滿字和清字都有水字邊，恰好和明朝相反。明有「亮」、「紅」之意，並暗喻著火。皇太極的意思很明顯：清朝的水將澆熄明朝的火，努爾哈赤之子以此侮辱北京。最後，滿族的軍隊從山海關突破長城的阻隔，在西元1664年6月進入首都。

即使軍隊已經來到北京城門口，滿族仍不確定能夠取得政權，但是人蔘的經濟效益再次發揮力量。當滿族軍隊南下來到京城，另一個的軍隊也從南方逼近，首領是一位曾任職吏的李自成。李自成領著一群盜匪在漢水盆地上下流竄，比滿族快幾週來到京城外，導致明朝皇帝爬上可以俯瞰紫禁城的景山，因羞慚而自縊。

至此，中國官員以及將軍被迫在李自成或滿族兩股入侵勢力中選擇。李自成明顯憎恨中國的統治階級，滿族則被它視為野蠻人，但對中國文化造成較小的威脅。而滿族有強力的經濟基礎，因此被視為較

不邪惡的一方，被迎進了京城，而郵吏李自成則在燒燬城門後，被迫向西逃亡。滿族將他逐回漢水一帶，後來他在劫掠鄉民時，被當地農人所謀害。

到了秋天，滿族掌控北京，並設法穩固他們的經濟基礎。他們將人蔘貿易納入皇室獨家壟斷，並使用努爾哈赤的旗幟系統，管理所有收成與販賣。清皇室對人蔘的控制，甚至較以往皇朝對鹽的壟斷更緊密、堅固。從北京崇文門的關稅塔開始，財務大臣緊緊控制人蔘，力量一直延續到長白山。

取得政權後，滿族試著保護他們權力來源的森林。清朝設置長圍籬「柳條邊」，將幫派與反抗者驅離滿州。所謂柳條邊是一種路堤，密密地在壕溝邊種滿樹苗，目是當作一種會逐漸成長的萬里長城。明朝一度種植柳路，以保護漢人的殖民地，避免滿族人入侵。清朝的皇帝想法略有不同，他們保護滿族的家鄉及森林，免於南方漢人的入侵。他們將柳條邊延伸至幾乎500哩長。

然而，日益增多的漢族人口仍向北越過柳條邊，很快地挖起人

明末清初盜蔘者死

明末清初時，滿族以嚴格的處罰行來壟斷人蔘開採，任何族長縱容或鼓吹盜採人蔘，將罰100大板，這種處罰後來演變成斬首或絞刑。幫助抓到盜採的告密者，每查獲一盎司的人蔘，即可得到五盎司的白銀，以及對方被充公的財產為獎賞。

蔘，並在酷寒與疾病橫行的滿州開闢農田。也有被稱做「黑人」的非法幫派，從皇室的土地上偷挖人蔘，黃金礦主自己立樁占礦，絕望的人躍入冰川中採淡水珍珠（中國人珍愛淡水珍珠已有數千年歷史，清朝統治者則偏愛從滿州家鄉的河流取來的珠子。）

歐洲一直密切觀察中國的劇變，整個十七世紀，歐洲渴求中國的藥草如朱砂、大黃、桂皮、樟腦與人蔘。朱砂是硫化汞的結晶體，用來治療梅毒以及消化不良。大黃是一種常見的瀉劑。桂皮被視為激活或制酸劑，治療輕微的腹瀉。當英國人在南方的港口廣東建立小小的立足點，東印度公司的紀錄顯示，人蔘成為從這裡出口的主要藥物，其他還有朱砂、大黃以及「龍血」（一種用來治皮膚病的樹脂，在英國則是傳說中的春藥）。

1680年倫敦印刷的一張傳單上寫著「這種根稱為蔘或人蔘」，並且羅列它的效益，從呼吸短促到精神不振都可以治療。撰寫這分文件的約克夏醫生威廉·辛普森，以一小包人蔘做試驗，發現它讓一位消瘦的病患恢復胃口，並增添紅潤的氣色，因此也傳單也寫著「能在喪氣的親屬臉上增添喜色」。辛普森寫著，在中國，一英磅的人蔘根，價值相當於3倍等重的白銀。

對於這項珍貴的貿易，歐洲人唯一的港口是廣東港，那是外國人落腳的地方，穿著中國服裝並努力學習中國文化的耶穌會傳教士，讓基督教在此廣為人知。到了1651年，中國有超過十萬的基督徒。清朝將南方最後一塊地納入統治後，決定不遣回這些傳教士，而是尊重、善用耶穌會士在科學與製圖界的好名聲。

努爾哈赤的曾孫康熙皇帝（西元1662年～1772年），任命耶穌會士為他的國土繪地圖集，花了八年的時間，畫出中國第一張有經緯度的地圖。在為地圖進行具體量測的旅程中，一位名為皮耶‧賈土（Pieere Jartoux）的數學家對於人蔘的目擊與描述，將在一個世界之外的美洲，帶來預期外的結果。

努爾哈赤在馬市販售人蔘的二個世紀後，採蔘人仍舊跋涉至謀克敦賣人蔘。十八世紀時，謀克敦已經成為一個大城市，但採蔘人悲慘的生活，仍令外國訪客大為吃驚。賈土駭然見到採蔘人席天幕地睡在野外，身上只蓋著樹葉和樹枝。另一個旅人發現男人「悲慘可憐」，他們「非常疲累、自暴自棄，除了採蔘，沒有別的維生方式」。

採蔘人跋涉過「廣袤而且如迷宮般複雜的森林，獨自暴露在各種不舒適的環境中，不知道自己何時會成為身邊虎視眈眈的猛獸下一個犧牲者。」

「我們的工作既困難又危險，」有一位十九世紀的採蔘人如此告訴一個外國遊客。這個任務在心智與體能上同樣勞累，因為採蔘人相信它們的對手擁有超自然力。找到人蔘前，採蔘人必須先擊退它的看守者——據說人蔘通常由豹和母虎看守（說這話的採蔘人，指出他在6年內為了尋找人蔘，已經格殺9頭老虎、2隻豹子，以及幾頭熊）更恐怖的是，眼睛泛著紅光的小魔鬼，會在矮樹叢放火，嚇退採蔘人。「也曾發生過魔鬼化成人蔘形狀的情況，」採蔘人補充道：「採蔘人一接近，人蔘就越退越遠，直到那個人迷路，在森林中孤伶伶地獨自死亡。」

採蔘人由軍隊陪同至指定的人蔘特許區，也要在指定的時間內由軍隊護送回來。在森林裡紮營後，採蔘人會在早上外出，隨身帶著一把小刀、一袋火種、一支挖蔘的木棒（只能用木製或骨製的工具，以避免傷害珍貴的人蔘），以及一個皮袋好裝人蔘。採蔘人緩慢穿過灌木叢，身上穿著粗布藍色上衣和長褲、軟幫鞋和白樺樹皮編的帽子，以及一條皮製圍裙，以免露水沾濕衣服或是被蕁麻刺傷。

一天結束之際，採蔘人蹣跚走回營地，利用晚上的時間洗淨、擦乾以及蒸煮他的人蔘，用的仍是與努爾哈赤相同的方式，同時用雙層鍋同時蒸熟他的晚餐。然後他把人蔘吊排成列風乾，同時吃晚餐，並為明天預作準備。

宮廷要求的人蔘配額極高，導致滿州出現越來越多不守法的採蔘人，清皇朝對人蔘收成逐漸失控。他們甚至漸漸失去對清朝的控制。

勞苦的採蔘人

採蔘人必需在冬天尚未結束、春天的融冰仍未讓北方的河流變化莫測前，就要整裝上山去。他將食物綁上雪橇，早早出發，否則就得划槳或徒步進入野地，冒著最好的人蔘被別人採光的風險。挖蔘人計畫在野地耗上整個春天與夏天，但是政府限制他的糧食補給量，避免他們有機會向不法之徒供應米糧。採蔘人可以帶六包米糧，以及一隻政府烙印的馱獸。種籽、魚叉或獵犬都是違禁品，政府只希望他們去採蔘，而不是在裡面營生。一路上，他們的換洗衣物也不足。每一年，官員抽調成採蔘所得的八成錢。

皇朝的主事者了解自己無法制止盜採，只能與其他採蔘人競採。學者范‧西門向我解釋道，急切想增加稅收的官方設計高配額，因為他們知道盜採者會跟在合法採蔘人後面，挖淨他們所留下來的人蔘。商人對於人蔘療效的宣傳，也激發了公眾的需求上漲。

江湖術士宣稱人蔘具起死回生之效，人蔘得到長壽與權力象徵的終極崇高地位。歐洲人曾談及環繞著這個植物身邊繁複的儀式：1840年代，住在上海的傳教士醫生威廉‧拉克哈特（William Lockhart）曾拜訪一位人蔘販子，對於眼前繁複的儀典大為震驚。主人解開一塊上好的絲絹，拿出裡面的人蔘，以及伴隨的整套茶道。

皇室體認到人蔘無論如何都將過度採收，決定在掌權時盡可能收成。採蔘人被派至越來越遠的深山幹活，忍受更多艱苦的環境，但人蔘仍然越來越難尋。最後，中國末代王朝滅亡，而野生人蔘也在森林中銷聲匿跡。

Chapter 4
新世界的生活

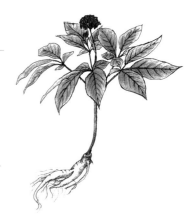

在中國，陛下，沒有一種東西可以和人蔘相比。

——約瑟夫・法蘭斯瓦・拉菲陶神父（Father Joseph-Francoi Lafitau），傳教的學者，1718年，巴黎

　　秋天仍然是野生人蔘的季節，但在現代世界，更多人蔘流經曼哈頓下城，而不是謀克敦。特別是野生美洲蔘，堆積在紐約市（以及西雅圖和舊金山）大盤出口商的倉庫裡，等著秤重後運送到亞洲。

　　美國最大的野生人蔘出口商羅大衛，坐在離中國城五分鐘路程的曼哈頓辦公室裡，盤算著他的下一步。羅的盤算，依照他的說法，是「該何時啟動引擎？」，這個行動涉及精密的計算。在季節之初，採蔘人開的價格否太高了？可能會降下來嗎？羅說，這就像是股票市場，你不想太早下場，在錯誤的時機買下人蔘。好的時機通常在9月20日前後，這是引擎啟動的時間。

　　「我今年是否掙得到錢，就看九月中到十一月中兩個月的時間。」羅大衛說話很快，活力十足。當他談到人蔘，他的聲音先變低，然後突然升高，有時會以一陣噴發的笑聲斷句。

　　「今年我想稍微保守一點。」他告訴我：「我想價格會被儘可能拉抬。」鮑伯・波依弗也說過，今年的蔘價相當較高。新鮮的人蔘從每英磅一百美元起跳，買主突然付出兩倍於此的高價。「似乎有個買家

乾燥人蔘價格好

　　新鮮人蔘的價格通常不及乾燥的人蔘，因為乾燥過程濃縮了人蔘中珍貴的成分。中國市場較喜愛乾燥人蔘，而韓國市場卻願意為新鮮人蔘付出高價。

在哄抬價格。」波依弗曾說。這將成為貫穿整個秋天的話題：每個人都發現野生人蔘的價格上揚，似乎沒有人知道原因。

　　人蔘在新世界的生命，伴隨著像在中國那樣大的權力與冒險。皇朝起起落落，植物生生滅滅。採集野生人蔘的故事在美洲重演，領我從羅的辦公室，順著休士頓，一路追到莫霍克河（Mohawk River）。

　　大約在努爾哈赤大軍攻取北京的同時，歐洲人進攻莫霍克河谷，對手是海華沙（Hiawatha）在十五世紀末結合5個部落所組成的伊洛魁聯盟，除了莫霍克，聯盟尚包括了奧奈達族（Oneidas）、奧內達加族（Onondagas）、卡育加族（Cayugas）和塞尼加族（Senecas）。得自販賣獸皮和人蔘的錢促成滿族在中國奪權，相較之下，歐洲人對美洲最大的興趣只有獸皮，他們連人蔘和毒藤都分不清楚。但是伊洛魁人懂得人蔘的用途，十八世紀中期，殖民地觀察家記錄美洲蔘在許多美洲原始部落間被廣泛使用：緬因州的皮納斯高族（Penobscots）被觀察到以人蔘增進生育率，威斯康辛州的曼莫米涅族（Menominee）用它做為增進心智敏銳度的補劑。密克馬克族（Micmac）把人蔘當成「血液的清道夫」。在阿帕拉契的最南、田納西州與北卡羅萊納交會之

處，卻洛奇人用人蔘治抽搐、癲癇、眩暈、痢疾、頭痛、腹絞痛和鵝口瘡等疾症。

不過在人蔘變得高貴，並銷售至中國前，美洲原住民是否大量使用人蔘，至今仍有爭議。任教於柏克來大學的人類學家史帝芬‧阿契（Steven Archer），懷疑人蔘在美洲原住民的生活中占有重要地位的觀點。阿契研究十七世紀末期維吉尼亞州殖民莊園的考古人類學史料，找尋從阿爾岡京族（Algonquin）傳給歐洲人的知識。

他告訴我：「在與歐洲人接觸前，人蔘可能不是什麼重要的東西。」維吉尼亞殖民者從阿爾岡京族人身上學到許多東西，但阿契找不到任何與人蔘相關的部分。「我的推測是，人蔘的商業價值，可能是它被併入美洲原住民使用的藥草的主要因素。」鮑伯‧波依弗同樣不認同在對中國的貿易之前，人蔘在美洲原住民之間有廣泛的應用。「這是我和《紐約州大全》之間的一大歧見，」他告訴我：「當然，美洲原住民認得人蔘——他們認得所有植物，而且他們也用人蔘——他們使用每一種植物。但我不認為對他們而言，那是一種重要藥物。」

這是我無法解決的歧見。在追蹤人蔘及其歷史的過程中，我謹記著老子關於道可名與不可名之間的分辨。在人的世界，我發現到太多談到人蔘的文字；但森林裡是植物的勢力範圍，這些矛盾的說法都歸於沉寂，讓位給一種遠離語言的生活。

關於人蔘在夜裡尖叫的傳說，或是它們會逃進森林深處的能力，我認為那是企圖表達對於語言之外的自然世界，人類所擁有的感受——恐懼、壓力與慾望。

在拜訪波依弗後不久，我開車到佛羅里達附近、阿爾巴尼以西的莫霍克社區，希望了解美洲原住民究竟如何使用人蔘。社區裡開設了伊洛魁人藥草學與治療的工作坊，一位卓越的伊洛魁藥草專家教人如何摘採、乾燥，以及備製藥草。不久前，這位專家和學生，在森林裡實地發現超過40種藥草。

我上I-90道路朝西方開車，路旁有石壁沿著河的南岸升起。離開高速公路後，我的眼前快速閃過一些標示，告訴我附近有莫霍克旅館和手藝店。

「你在莫霍克的熊部落（Bear Clan）河谷。」加納丘哈拉蓋（Kanatsiohareke）的藝品店櫃台人員這麼告訴我。這個名字在莫霍克文是「乾淨的罐子」，名字則源於附近小溪石灰岩溪床上的石頭。她解釋道，從他們被逐出山谷兩個世紀以來，莫霍克人仍夢想著可以重回故土。直到1993年，莫霍克領袖姆·波特才有足夠資金買下這裡的90畝農地，把3個木製的建築變成現在我眼前的長屋，並命名為「加納丘哈拉蓋」。

在我拜訪的時候，14個人住在這裡，除了電子郵件以及少數與傳統不相扞格的科技產品外，他們實踐一種大致遵循傳統的莫霍克生活方式。「藥用植物週末」活動，則是設計用來復甦莫霍克（更廣義地說，伊洛魁人）傳統的工作坊之一。

這個地區是莫霍克人的原始居所，他們曾將人蔘展示給耶穌會傳教士看，傳教士將之紀錄，公布至全世界。藝品店的經理瑪麗在紐約市成長，在那裡當了很多年的電影剪接師，六年前才搬到加納丘哈拉

蓋。她對於伊洛魁的植物知識深感驕傲，也精通世界氣候的劇變情形。我們談了超過一小時，我學到一些關於伊洛魁政府組織與政治參與的知識，她賣給我一張寫著伊洛魁感恩節演說的卡片。

走出店門之際，太陽已經低斜在我的右方。河岸對面是陡峭而覆滿針葉樹的岩壁，它們的名字是大岩鼻與小岩鼻，在夕陽下閃著個溫暖的赭黃色。農場的左邊的溪床上，開滿了紫色的對葉蓮。這裡就是那條石灰岩狹口的溪床，也是當地地名的由來。這裡是莫霍克村的所在，根據路旁的歷史紀念碑記載，荷蘭與印地安混血的商人拉杰雷‧芳達（Lajelles Fonda）曾在此建造他的家。

芳達的曾祖父是一個荷蘭捕鯨人，1640年代來到這個河谷，當時這裡是歐洲毛皮戰爭的必爭之地。莫霍克河谷是進入伊洛魁聯盟的大門，這個組織向西延伸至伊利湖，影響並遠至密西西比河。數千年來，莫霍克河谷讓伊洛魁人得以通往海洋，但荷蘭商販則從另一個方向來，後面跟著法國人和英國人。

歐洲訪客在這片田園牧歌式的風景裡，看到他們自己的記憶——山是「如此崇高偉峻，似乎直觸天空。」一個殖民人寫著，接著讚嘆起冷杉、橡木、赤楊、栗樹、榆樹、胡桃樹、藍莓、草莓以及野葡萄。水禽佈滿天空（天鵝、野鵝、赤頸鴨、短頸野鴨、黑雁和鴨子），各種魚類擠滿「壯麗的河川」（鯰魚、狗魚、河鱸、八目鰻、棘臀魚、鱸魚和美洲西鯡）。在春季，帶著魚鉤和線的人可以在一個小時內，釣到足夠一打人吃的河鱸。

有些旅行者談到莫霍克的生活以及健康照護。1630年代，一位荷

蘭人哈門‧凡‧登‧波加爾特（Harmen van den Bogaert），和另外兩個毛皮商人上溯溪谷旅行，發現早期的荷蘭旅行者帶來的天花，讓許多村落都受感染，一半的人口因而死亡。

凡‧登‧波加爾特的報告包羅萬象，包括乾鮭魚強烈的氣味、莫霍克的醫院，以及他食用的烤南瓜、豆子以及鹿肉，一切鉅細靡遺。他是一個理髮師兼外科醫生，一路幫人開刀（「我在威倫‧湯森的腳上劃了幾刀，然後抹上熊脂。」），並且記錄當地醫生的執業方式。莫霍克醫生昇起熊熊營火，逼出病患的滿身大汗。波加爾特看著他們將藥在水中沾濕，自己把藥吞下喉嚨，然後吐在病患的頭上。另一個歐洲人對於莫霍克結合蒸汽與冰冷溪水的治療，以及使用「來自土地的草、根與葉」治療傷者的方式嘖嘖稱奇。女人負責採集藥草根、柴火、野生堅果、莓果、蔬菜以及蕈菇。（她們也負責農事、裁製衣服、烹飪、在春季製作楓糖等工作），男人則忙著開闢農地，還有出去狩獵。

對岸的懸崖下方看來相當溫暖，在夕陽中閃著光芒。1966年春天，法國人來到這裡，摧毀了莫霍克村落與農作，以確保毛皮交易的管道暢通無虞。最後，莫洛克人與法國人達成協議，讓耶穌傳教士進入庫納瓦加村（Caughnawaga）。當英國人入侵村落，耶穌會和他們的信徒被遣送至北方的蒙特婁，村人帶著所屬的財產上路，其中即包括人蔘。

莫霍克和其他伊洛魁人以人蔘和其他野生植物作藥，主要在酬謝自然的恩惠，以及做為預防性的健康照顧。

人類學家眼中的萬靈丹

　　人類學家詹姆士·哈瑞克（James Herrick）在所著的《伊洛魁藥用植物》（Iroquois Medical Botany）中稱，美國人蔘被做為眼睛發炎時的療法（在一個小杯中煮小塊人蔘，每個小時在眼睛裡滴幾點溶液），並可對付條蟲、嘔吐、食欲不振、耳朵疼痛以及難產。對於胃部不適，用1夸脫的水煮人蔘，文章中表示「並且儘可能喝完」。

　　對伊洛魁人而言，每件事與每個人皆擁有生命力(或稱「orenda靈力」，依據北美依洛魁族的說法，認為巫師能夠利用某種方法承接他人、他物或自然界的能量，並據以發揮，產生一些不可思議的作用)，可以影響宇宙的和諧。

　　在伊洛魁的文化中，「統合所有法則的關鍵，就是和諧或平衡」。因此他們透過不斷地讚頌與感謝自然，以平衡靈力。在我比較伊洛魁與道家哲學對於和諧與平衡的追尋之前，哈瑞克主張：與其迷惑於為何傳統社會有此相似的遼闊與整體的視野，我們或許可以自問，為何西方世界並無此類關於平衡的信仰？為何西方思想寧願將事情拆解成片狀以及個別的種類？

　　對伊洛魁人而言，每件事物的存在，背後皆有造物主的用意。每個植物有其用途，而記住植物的用途，是人類的責任。我手中這張感恩節的演說，表達了這個想法，並且在講道者與植物之間創造了連繫。

　　哈瑞克指出，這個伊洛魁演說提供了一個線索，讓我們了解像人

蔘這一類的植物，對伊洛魁人的意義多麼重大。用途愈精密特定的東西，通常會被列在感謝名單的前面；而用途廣泛的東西，則列在後面。我發現藥用植物被列在中段，在食用植物後面，以及所有動物之前。講詞中指出，藥用植物「總是準備好要治療我們。我們很欣喜，因為在我們之中，仍有少數人記得如何使用這些植物進行治療。以虔誠的心，我們讚頌與感謝藥物以及保存藥物的人。」

伊洛魁人視身體的自癒傾向，為自然傾向平衡的證據：生命受傷的地方會形成痂皮，脫落後露出全新的皮膚。現代美國人通常視傳統的醫學為負面、不科學的獵奇，或是透過浪漫的眼鏡，視其為異國情調與長久失傳的宇宙秘密。

哈瑞克認為傳統醫療的機制，其實是簡單、明確而且易於了解的。艾瑞克寫道，西方人經常忘記的一個「祕密」，是要解除壓力，讓身體的自癒能力發揮作用。對任何一種醫療方式的信心，都可以減輕壓力。不論遵循哪一套醫療體系，「治療有效」的想法至少提供部分醫療上的貢獻，我們的心靈因此放鬆，自壓力解脫，讓身體全力進行治療。這聽起來像安慰劑的範疇，但是和安慰劑提供的欺騙效果又有不同。哈瑞克認為當醫學研究者排除了安慰劑的效用，他們也同時排除了一種能讓任何醫藥生效的機制。

無論如何，以科學的術語來說，其理論無法被複製，而西方科學的研究方式，是極度依賴計畫中可複製的結果，才能重複檢驗、得出真理。

美洲蔘不僅是藥物，也是山上風景的一部分，從伊洛魁聯盟向南

延伸直到卻洛奇。我在卻洛奇第九十次印地安慶典之際，拜訪了北卡羅萊納的卻洛奇鎮。入夜後，人們將車停在我的旅館旁，然後走路到慶典場地，那裡擺著電動的遊戲機，閃耀著螢光的燈。各種年齡的族人都來了，他們看來就像參加任何一個鄉下慶典的遊客。我隨著他們經過販賣食物的帳棚，看到一列的小攤販，販賣油炸麵包、漢堡和印地安晚餐（豆製麵包、蔬菜、豆與碾碎的玉米，雞肉與豬背醃肉）。在蔬菜攤，一群八歲小孩互相推來推去，互相比較鞋子。參加卻洛奇小姐遊行的最後8位入圍參賽者，她們揮手、唱歌、走台步，表演跳舞與吟頌。一位參賽者朗誦一首詩：「獻給美國戰士」，詩中以部落的隱喻，責備恐怖的戰爭。最後，假扮裝的艾維斯‧普里斯萊以演唱「強尼‧古迪」和「遲疑的心」，結束了當晚的慶典。

卻洛奇東岸的歷史，可以遠溯至某一族人，他們建立了目前北卡羅萊納西部的地景。1790年代，貴格派的博物學家威廉‧巴傳在他的暢銷冒險回憶錄《旅程》中，記載了卻洛奇人對人蔘的崇敬。卻洛奇人談到這個植物，彷彿那是一個有感覺的生靈。巴傳寫道：「面對那些沒資格採蔘的人，人蔘會自動隱形無蹤」。有資格的意思是不貪心，僅在叢聚的植株中挖出一支，而且會在收成人蔘的同時，回饋以念珠、祈禱並埋下新的種籽，向植物致謝。

1838年冬天，美國政府以欺騙的方式讓卻洛奇人簽約，強制他們從祖先的土地向東南撤離。一萬五千名卻洛奇人的隊伍，在密西西比河以西綿延了近千哩長的艱苦跋涉，後來成為著名的「淚之徑」。將近1/3的族人死於途中，留在北卡羅萊納山上的，這一小群是被稱為歐康

納洛夫提族（Oconaluftee）的卻洛奇人。

　　歐康納洛夫提族大約在二十年前就遠離其他卻洛奇人獨居，主因是他們認為卻洛奇人現代化的努力，是一種背叛傳統的行為。諷刺的是，較傳統的歐康納洛夫提族被許可留在北卡羅萊納，因為他們不受契約的約束；而較現代化的卻洛奇人，卻被迫西移。

　　歐康納洛夫提族留在他們的山上，接納了少數從長途跋涉中脫隊的人，整個十九世紀持續將人蔘賣給白人貿易商，裝船運載至中國。歷史學家芭芭拉‧鄧肯（Babara Duncan）寫道：人蔘買賣的收入，可能幫助了東卻洛奇人買回更多祖先的土地。直到現在，他們仍持續採集並販售人蔘。

　　一個世紀前，藥品展售會巡迴這些山頭。當時有所謂的白色藥品與黑色藥品展，有一些結合了卻洛奇的草藥專家，以及非洲傳統的巫毒藥。人蔘通常在蓮花藥物與其他療程中列為首藥。離卻洛奇不遠之處，聲稱自己同時有白人、黑人與卻洛奇人血統的佛貝‧蘇利文（Phoebe Sullivan），數十年來配製草藥，同時教導基督教義，直至1960年辭世為止。病人遠從底特律來找她抓藥，她請專人代找包括黃根樹與人蔘在內的藥物。

　　我在卻洛奇慶典上溜達，一邊溜著眼找人蔘。有一個帳篷裡展示得獎工藝品以及食物——罐頭豆子和綁上藍緞帶的南瓜，以及直徑有兩呎長，看來令人垂涎三尺的桃子以及南瓜派，但是沒有那些「過時」的藥草。

　　隔天在卻洛奇的博物館，部落長老傑瑞‧沃爾伏（Jerry Wolf）

同意在午餐後，和我談談人蔘。沃爾伏每週幾天在博物館工作，並且參與卻洛奇的各種儀式，例如像那一連串在田納西州維諾雷的色庫雅誕生地博物館（Sequoyah Birthplace Museum）舉行的儀式。為了打發等候的時間，我走過博物館常設的展品，停在密西西比時代的小木條屋前。突然，一個全像投影的巫醫走出來，朝著全像投影虛擬的營火堆撒下一些穀粒。火堆突然變亮，並且冒出煙與霹啪的聲響。

「那是很有效的藥物。」巫醫說。然後他說起卻洛奇流傳的疾病起源的故事。

據說動物帶給人類疾病，以做為對獵人的報復。而植物則同情人類的處境，給予大部分疾病治療的藥方，因而有了藥草。因為植物的慷慨與博愛，每一種動物給予人類的疾病，都有一種治療方式。而每一種植物有其用途，我們只需了解是什麼。（這個觀點與伊洛魁人相同）然後，小小的全像巫醫便消失了。

傑瑞·沃爾伏下樓來，我們走到室外，在一張石製的長椅上坐下。博物館位於卻洛奇慶典場地的附近，我們在講話的時候，人們不斷停下來和沃爾伏打招呼，或是請教他問題，他總是耐心地回答。在博物館禮品區工作的兩位高大的工作人員，在走向停車場用餐的路上，停下來向他致意。其中一位在他理得很短的頭皮上有刺青。

「他們得去吃飯，是吧？」他們經過以後，沃爾伏說。「他們飢腸轆轆了。」

他的聲音是一種平緩溫和的男中音，像演員丹尼斯·韋佛。沃爾伏身材修長，穿著一件上面繡有博物館標誌的淺色襯衫，戴著一頂黑

色寬邊帽，帽後有美國國旗的貼紙。77歲的沃爾伏已經有駝背，但身手仍然輕健。他的右前臂上有兩個刺青，其一是年輕的印地安女性的臉，另一個則是他在美國海軍服役的單位。

沃爾伏很了解人蔘，從一名採蔘者的觀點。1930和1940年代之間，仍是青少年的他向鄉村商店兜售第一批人蔘，便開始採蔘生涯。他記得當時人們以人蔘換得日用品。博物館就在我們的後面當背景，沃爾伏開始談起卻洛奇的傳說：「在我們卻洛奇語中，人蔘有自己的名字，」他說：「ah-dili-gah-lee，ah-dili-gah-lee」這個名字有自己環繞的節奏，和斷音式的英文名字大為不同。（英文名字其實來自廣東名字的擬音。）

沃爾伏說，山脈的名字在卻洛奇語聽起來也完全不同。「那就是一個很好的例子。」他指著遠方一個尖聳的圓錐形山峰：「就在雲層堆積的下方，英文稱為響尾蛇山，響尾蛇山。」他重複了一次。「我不知道他們哪裡想出這個名字，不過在卻洛奇文裡，它的名字是「ast-silawo-i」，意思是覆蓋著火焰。你看到其間的差別了嗎？」

這座山的卻洛奇名字，來自一個神話故事，主角是一條額上鑲有水晶的蛇，能吸引獵物不由自主地靠近。它的蛇身粗如樹幹，覆滿閃耀的鱗片。（一位學者曾注意到這條蛇和中國神話的龍，其間有「值得留意的相似性」）沃爾伏說，就像水晶一樣，這座山有時會大放光明。有一晚，他的兒子看著那座山，發現山頂上掛著一個大火球。相反地，人蔘則有一種驅逐人類的力量，特別是針對那些想找尋人蔘的人。要壓制這種力量，卻洛奇傳統上會請巫師召喚精靈，幫助他們找到人蔘。有時，

巫師會給採蔘人一段咒語，告訴他們朝著害怕的東西念頌，例如一隻熊或一條蛇，就可以找到植物。沃爾伏告訴我他自己的經驗。「我來到山間，」他說：「走到一大塊岩石壁下，那裡有一塊可以坐下來的大石頭，就像我們的坐的這一塊。」他拍拍我們的石椅。

「我正在採蔘的路上，走過去坐了下來，拿出我的三明治。」然後，他突然有了靈感，剝下一小塊三明治，投向石壁底部的一個裂縫，同時以卻洛奇語說：「請幫助我找到我的目標。Eks deya sadong hey honga du si。」

「然後我開始吃三明治，沒多久就聽到背後有一陣響聲。我想著：『天啊，這是真的嗎？這個聲音是從那個石縫發出來的嗎？』我看著四周，伸直了頸子專注聆聽。」

沃爾伏告訴自己不要怕，好好吃完三明治。「我站起來，繞著大石頭走──我得走上一小段路，大概從這裡到那座牆的距離。」他指著大約20呎外的一堵牆。「而且那裡的地面高低不平，陡上陡下，像這些山一樣。我繞著石壁找，向下看剛才來的地方，看到一株大人蔘，就這麼挺立著。」

沃爾伏的手停在距地面約30英吋的高度。

「你知道嗎，就在這塊小小的地方，我找到一大把人蔘。而且正是結果的季節，因此我把所有莓果重新埋回土裡。」他補充：「有人告訴我可能是小矮人住在那裡，在整個大煙山（Great Smokies）地區，有不少小矮人的部族散居著。」

卻洛奇很了解當地的植物，他們可以不帶魚鉤魚叉出門，光使用

有毒的植物如魔鬼鞋帶或稱東方山羊豆（維州鐵富豆tephrosia vir-
giniana）和紅鹿瞳（紅花七葉樹aesculus pavia），放一點在小池中，
就會讓魚癱瘓，不過不至於不能食用。

　　在卻洛奇神聖的處方中，人蔘被給予一個可翻譯成「矮人」或
「山上的矮人」的名字。依據卻洛奇醫事人員浩克·利透約翰（Hawk
littleJohn）的說法，人蔘是一種平衡與和諧的象徵。「你在冬天吃一
點，它讓你彷彿沐浴在陽光中那麼舒適。」利透約翰如此告訴一位採
訪者。（平衡的說法並非全然是和平的，在卻洛奇人對正義的詮釋
中，平衡意謂著以牙還牙。一條命平衡另一條：家中有人被謀殺，只
有將殺人者殺掉，家中才能得到平衡。任何卻洛奇人任由這種不平衡
的狀態持續，終將喪失他自己的生存權利。當地的歷史學家提達·佩
杜寫道：「如果人忽略了為家中男性親屬的死亡報仇，其他人將有恃
無恐地殺害他們，就像人有權殺害熊。」）

　　傑瑞·沃爾伏似乎已經遠離了卻洛奇的神聖藥方，但他仍然尊敬
人蔘的力量，以及在收成後回饋植物的必要性。他也教孩子如何在野
地裡認出這種植物，即使他的孩子們沒有興趣想挖出人蔘。

　　「那是一種奇特的植物，」沃爾伏說：「如果你找到一大片人蔘
田，通常天都已經黑了，來不及挖出來，或者你正趕著要回車上、想走
回家，或得趕去任何地方。你以記號或任何方式留下記錄，想著：『我
會明天回來挖。』你明天回來，再也找不到這個地方。絕對找不到。」

　　「你最好馬上動手挖。」沃爾伏以一個他失刀的故事解釋原因。

　　他在一座山上找人蔘。「我記得自己在割荊棘，裡面混了一株人

蔘，所以我們得先將荊棘劃出一條路，才能靠過去挖人蔘，不會被刺得傷痕累累。我走進草叢，拿出刀子除掉所有荊棘，但是當我看到人蔘，我到處找，想看還有沒有其他人蔘。沒有其他人蔘了。我挖出人蔘，同時遺失了我的刀子。」

「當晚我回家，告訴太太：『我在森林裡掉了刀子。』我說：『那把刀很貴，我明天要回到原地，看能不能找回來。』」

「我走了很久、很辛苦的一段路，好不容易找到原來的地方。我不是在找人蔘，而是在找刀子，因為我最後是在這裡拿出刀子的。我到處都找不到刀子，但是就在我挖大人蔘的地方不遠處，看到另一株人蔘長了這麼高。」沃爾伏張開的手掌停在離地兩呎的高度。「我指著人蔘，說：『你昨天不在這兒！你昨天不在這兒！』」

「這種植物很怪異，」他的聲音很困惑：「它一下子在，一下子不在。」

關於這些奇特植物的閒話，最終引出令人驚訝的結果，直接引導到價值數百萬美元的美洲蔘貿易，這是發生在拉菲陶神父身上的經驗，他發現了美洲蔘與亞洲蔘的關係。

約瑟夫・法蘭斯瓦・拉菲陶是十八世紀的耶穌會神職人員，他在蒙特婁附近的一個大發現，讓陰與陽兩種人蔘重聚，並且開啓了美洲蔘在全球的旅程。即使今日已經少有人知，但拉菲陶神父的名字曾經長期在採蔘者與相關貿易人員之間廣爲傳頌。他在1681年的新年，生於法國波爾多一個銀行家與酒商的家族。（當時中國的努爾哈赤王朝開啓僅四十年）波爾多是面對大西洋的重要港口，葡萄園與貿易的歷

史深遠。這個城市因為三角貿易而繁榮：來自非洲的奴隸從這裡出發到法屬西印度群島殖民地，從西印度群島來的咖啡與糖運來波爾多，葡萄酒與槍枝武器從波爾多送往非洲。在波爾多的港灣上，年輕的拉菲陶看著船隻從新法國（即今日的加拿大）的安提爾（Antilles）與南美而來。水手與商販操著外國口音，擠滿了整條街，而城市慶典的內容，時時展出美洲原住民。

拉菲陶汲取這些影像與聲音。他一直是個書蟲，在青少年時期就加入耶穌會，學習哲學與修辭學，之後在中央高原（Massif Central）一帶的山區教授文法，最後在巴黎完成神學的學習。

在那個時候，啟蒙時代初露曙光，學者被期許能走出理論之外，從觀察世界中得出結論。耶穌會的工作結合了知識研習與積極的海外傳教工作，很適合迎接挑戰。他們與教皇的聯繫親密，並且有強大的政治力量，通常涉及外交工作。

1711年4月10日，拉菲陶向他的上級請願，希望可以調到伊洛魁人的地區傳教。他為何想去的原因至今不明，因為他並不是一個教區神職人員，也非受未知殖民地吸引的博物學家，而是一個傾向於在家中思索的搖椅型學究。他對於風景沒興趣，或者如研究伊洛魁文化的學者威廉‧芬頓（William Fenton）後來說的，「他對於新世界寧靜的河流與濃密的森林之美，並無任何感應。」他的請求得到批准，拉菲陶將可以在當年歲末揚帆啟航。1711年的夏天與秋季，他在家鄉向大學生教授修辭學，同時準備啟程。

拉菲陶在1712年初的冰冷的月分抵達魁北克，即刻沿河上溯至蒙

特婁，讓自己深陷伊洛魁的世界。

拉菲陶的首要任務，是向已經在當地浸淫數十年、為北美各部落安排協約與調停的傳教士，學習伊洛魁語言。大部分的時間，他隨著朱利安‧夏尼耶神父（Father Julien Garnier）學習，他是一位積極的前輩，在新殖民地生活了大半個世紀，成年以後就一直生活在伊洛魁人之間。拉菲陶後來稱頌夏尼耶是一位少有的「理解與知識並重」的精神導師。以夏尼耶為指引，拉菲陶投入所有與伊洛魁相關的事務，研究他們如何準備食物、如何清理田野，女人如何照顧莊稼等。在他的日誌裡，他傾聽並且長篇大論地引述伊洛魁人的生活細節，甚至身為一個傳教人不應該鼓勵的反基督教習俗，他都興味盎然。當他制止一個莫霍克女人使用火光占卜、預測未來的事件時，他寫下她的辯解：

我至今不理解，這會造成什麼傷害。聽著，上帝賜給人不同的天賦，祂給了法國人聖經，裡面的情節距離遙遠，你們卻覺得彷彿近在眼前。對我們，他給了預見未來的技巧，藉著火，在遙遠的時間或偏僻地方的事情，在我們的眼前露出端倪。

因此，火光就像是我們的書、我們的聖經一樣，你不應該覺得其間有何不同，或是會帶來傷害。我還小的時候，我的母親就教導我閱讀火光的祕密，就像你的雙親教你讀書寫字。在成為基督徒之前，我很多次成功地運用這項技巧，之後我也曾試過幾次，結果也相當成功。我曾數次受到誘惑並且屈服，並未感覺自己犯了任何罪行。

對於將占卜的火與他的書相提並論的說法，他甚至有可能曾暗自地感覺喜悅。這一類的觀察引導他了解莫霍克人很少與外人分享的知

識，其中包括使用人蔘的知識。

他被派到一個稱爲聖路易瀑布（Sault St. Loise）的地方，伊洛魁話是庫納瓦加村。這個小村子位於聖羅倫斯河的南岸、蒙特婁的對面，是600個莫霍克皈依者的家。他們從南方200哩的莫霍克河岸一個相同名稱的村莊移居至此，大約在靠近湯姆‧波特目前定居的加納丘哈拉蓋附近。利用對於英屬阿爾巴尼至法屬蒙特婁之間這塊領地的知識，村人在英國與法國毛皮貿易的零星戰役之間，不斷往來進行一場危險，但有利可圖的兩岸貿易。

這位學者型的神職人員不僅被外在的實際生活所吸引，也對伊洛魁人對夢的看法感興趣。他寫下伊洛魁人如何實現夢境中浮現的心願，據此影響了他們對生活的感受。有些夢促使作夢的人以及整個社群去滿足它們，否則每個人都可能遭遇可怕的後果，這樣的信仰，明顯開啓了賄賂之門。拉菲陶記下一個伊洛魁人遇見身上帶著一塊上好毯子的法國捕獸人後，一連串的意願之爭。這位伊洛魁人要求得到毯子，因爲他夢見自己擁有它，因此捕獸人同意了這項要求。幾天後，法國人說他夢見伊洛魁人上好的水牛袍，伊洛魁人二話不說交了出來。

這種輪流發生的白日夢進行了一段時間，印地安人繼續作夢，而法國人總有相應的夢可以回敬……最後，印地安人首先厭倦了，他找到法國人，請他同意彼此再也不會夢見對方的所有物。

在拉菲陶的評論中，對於異教徒的同情，通常多於一個傳教士應該公開承認的範圍。在他描述伊洛魁人結婚儀式的文字中，你幾乎可以聽到他對著教會的文字審查員，嘟嚷著歉意：「它表現出最簡單的

天性，但我可以說，它完全是莊嚴神聖的。如果我敢說出我心裡的話…」拉菲陶總是從幾個不同的角度，考慮同一件事。例如，他很喜歡伊洛魁人獨木舟細緻的手藝，但卻抱怨它們太笨重，而且榆樹皮的結構，不如阿爾岡京族人的樺樹皮獨木舟。

1715年10月，拉菲陶拜訪魁北克的耶穌會傳教團，並且在一分他們訂閱的法國時事通訊中，被篇文章吸引了目光。在一篇由旅遊蒙古繪製中國地圖的耶穌會數學家皮耶‧賈土神父所撰稿的文章中，描述了亞洲蔘以及它在中醫學上的價值。賈土的文章撰稿於1713年，寫到一個數萬人被派去爲皇室找尋人蔘的場面，以及他的東道主如何給了他四莖人蔘試味道。賈土寫道，一個小時後，「我發現自己的脈搏跳動得更快、更有力，我的胃口大增，而且變得更有活力。」他在四天後再度嚐試這塊人蔘根，當時他疲累不堪，幾乎無法爬上馬鞍。一個小時後，他感覺自己彷彿換了一個人。賈土指出人蔘詳實表現了它在中國補藥界的名聲，並描述了植物的性狀、備製以及棲地的特徵。幾乎像後來添加的補充，他輕描淡寫指出這種植物也可能生長在新大陸類似的環境中。

這篇文章吸引了拉菲陶。他對此植物念念不忘，決定自己要在加拿大的野地上，找出這個他不知道名字，甚至沒有具體理由證明可能生長於斯的植物。冬天過去了，春天終於來到，植物綻出新芽。拉菲陶設法不吸引任何人注意，盡量不冒險讓人看到他對異教族信仰的寬容，他從傳教工作中抽時間找這種植物，並請求莫霍克植物專家以及其他人介紹當地所使用的植物。

他到森林裡進行田野調查，向莫霍克人、胡若人（Huron）以及阿班納契人（Abenaqui）一再描述他在找的東西。他的熱情帶著傳染性，很快地，這些印地安人和他一樣熱切地想找到這種植物。

三個月的追尋與迷惑後，他終於在他正建造的一棟房子附近，找到一株植物，完全符合賈土對中國萬靈丹的描述。那是一株已成熟的植物，「它的朱紅色漿果，吸引了我的注意」，拉菲陶不相信這真的會是他找了好幾個月的植物。他為熱切的渴望所折磨，帶著植物去找他雇來幫忙的莫霍克女人。是啊，她說，她認得這個小叢鬚，這是他們最常用的藥草之一，她的族人用來治療較不嚴重的症狀，不像時事通訊上描述的中國人那麼狂熱。拉菲陶催那個女人（他沒提到名字）依賈土描述的方式煮一些根的碎片，並且喝下煎煮好的藥湯。她照做了，這碗藥湯治癒她幾個月以來時斷時續的頭痛。

為驗證他的期待，他請人寄來一份他在魁北克所讀到的時事通訊文章，附上植物學的素描。當郵件送達，他帶了一些新鮮的根進房間，仔細與雕版印刷的圖進行比對，拉菲陶的莫霍克顧問也確認了這是相同的植物。

稍後，他寫道：「我很高興看到一分如此詳實的描述…不曾遺漏任何細節，在我的眼前如實呈現實物。」

這一場美洲蔘與亞洲表親相認的戲碼，事實上是無可避免的。在太平洋的兩岸，至今仍有至少數10種繡球花屬與木蘭科植物，從未與另一岸表親連上關係。兩個大陸共享的歷史，大部分仍屬未知。

人類以冒險精神為媒介——人類對於健康、財富或權力的渴望——

讓野生美洲蔘繞了地球半圈，在廣東的藥店裡，排在亞洲蔘的附近出售。從另一個角度來看，關鍵不僅是人類的冒險精神。野生人蔘擁有人類身體的形狀以及二者的互動，促成這場旅程的啓動。對伊洛魁人而言，感恩的話語強化了植物與藥草專家之間的連繫；賈土在時事通訊上關於中國人蔘的文章，提供了拉菲陶神父某種幾乎同樣神聖的東西：想法。

當時，拉菲陶已經花了三年時間和伊洛魁人住在一起，開始看到他們的生活方式，與他在文獻上讀到關於希臘、羅馬古代生活的描述，有部分的相似之處。他一直在找尋相似之處與連繫，而賈土的文章引起他的注意，因爲他猜想中國人使用的人蔘，可能和某些伊洛魁人卓越的治療能力相應。

最終，人蔘提供拉菲陶一個熱情的焦點，就如它在其他人身上的效應。拉菲陶推測如果人蔘這種中國植物在新大陸以及東方都有生長，則這個植物可能是一個外顯的徵兆，暗示著兩個世界之間，有著隱藏的古老聯繫。

如果拉菲陶能找到美國原住民與中國人使用的植物二者之間的相關性，他就有了一個討論美國印地安人是否遷徙自舊世界的論據。

再者，找到人蔘可能帶來世俗的利益。耶穌會在南美洲成功地發現有用的植物，這讓拉菲陶覺得他在加拿大的同僚，缺乏同等重要的機會，原因單純是因爲他們忽視了當地人的知識。

拉菲陶了解天主教以及耶穌會的發展，和法國的發展緊密相關。他在波爾多成長，接受成爲耶穌會傳教士的訓練，這個過程讓他以企

業家的眼光看待他的任務。拉菲陶預期法國政府的慾望，是從加拿大殖民地獲得有價值的天然資源。但是他的主要興趣，仍遠大於商業。拉菲陶使用了賈土的素描，這個行為成為植物圖鑑應用在田野調查的首例；而他的研究方式，讓他成為比較人類學之父。大英百科全書將他列為同時代非歐洲宗教界的四個最重要編年史家之一。

在他這項發現後的幾個月內，因為一件向印地安人販售烈酒的訴訟纏身，拉菲陶被召回巴黎。酒商之子必需證明，自己未違反禁止在殖民地賣酒的命令。

在巴黎，拉菲陶發現自己被環繞在一個與他的信仰不一致的社會，與他五年來相處的伊洛魁人正好相反。伊洛魁人最重視的是生存與忠實，巴黎人則著迷於奢華。拉菲陶幾乎無法克制他的輕蔑。他反駁關於美洲人雜交的謠言，指出在歐洲：「我們到處看到放縱的行為以及無盡的醜聞，足以讓印地安人聞之色變。」他對比堅韌的伊洛魁人，與歐洲人「懶惰而軟弱的生活」，以及他們「過量與多樣化的葡萄酒」。

太陽王在凡爾賽宮歡慶得到第一份人蔘禮物之後的三十年，拉菲陶完成了他在美洲發現人蔘的報告。狹窄的聖傑克路上的一位巴黎出版商，出版了這本題獻給奧蘭多公爵的小冊子，他是加冕的攝政王以及耶穌會的資助人。

今日，拉菲陶的書就像他所描述的植物一樣難尋。我在發霉的圖書館倉庫花了好幾個小時後，很興奮地遇上一本拉斐陶的原版書。在耶魯罕見圖書區半透明的大理石櫃上，圖書館員拿出一本薄薄的冊子，外面包著紅色燙金的皮面，尺寸不會比3×5吋的索引卡大上多

少。書脊上簡單地寫著

拉菲陶　人蔘

　　內部有一張精細複雜的植物素描附在中央摺頁處，完整畫出四莖人蔘、漿果和根。這個摺頁也畫出5種不同的根，每一個的頸部都有超過一打的皺褶，一張橫斷面圖，以及花朵和苞片（永不滿足的拉菲陶在文章中抱怨，批評這些圖「畫得不好」，另一本書的圖畫得更好）。

　　拉菲陶這位徹底的研究者，以文獻的調查開始他的敘述，從賈土和其他來源建立一個檔案，記載人蔘在中國的使用與名聲，指這個奇蹟的植物可以回復流失的能量。它生長在黑色顆粒狀的土質裡，喜歡陰影，價值不菲。然後他重述研究過程的調查故事：在加拿大數個月的尋找、伊洛魁女人的協助與確認、使用賈土的刻版畫，然後發現與亞洲蔘外形相同的美洲蔘。相同的植物，卻生長在不同的大陸。他補充道，這個植物的伊洛魁名字是「Garent-oguen—似人」，意義和它的中國名字類似。這個發現意義重大，因為這種植物在加拿大數量豐富。

　　拉菲陶小冊子所開啓的熱潮，可以和一個世紀後的加州淘金熱相提並論。時間招得剛剛好：路易十四從暹邏使節那裡得來的亞洲蔘，掀起了法國貴族嘗試以亞洲蔘治療疲累與陽萎狂熱。人蔘在新大陸被發現的消息，在皇宮立刻廣爲流傳，商人也因爲新大陸發現與毛皮同等重要的人蔘而興奮。

　　當拉菲陶的植物標本寄到巴黎，法國皇家學院（The Royal Academy）迸出關於美洲蔘與亞洲蔘之間關係的推測，並爭論拉菲陶認定這個植物的伊洛魁名與中文名之間的相似性，代表著亞洲美洲二

洲之間歷史淵源的假說。

這個科學辯論越過英倫海峽，在倫敦延燒，但商業的搶奪，迅速蓋過學術界的爭論。到了1724年，紐約的英國殖民者開始挖掘人蔘，並送回倫敦進行分析。人蔘為英法兩國爭奪皮毛的白熱化戰役，添加了新燃料。在美洲，藉著一代代的捕獸人與貿易商之力，人蔘帶來的財富將與來自毛皮動物的獸皮拉上關係。

拉菲陶的發現，在加拿大即刻引起騷動。整個1716年夏季，蒙特婁地區的伊洛魁人向法國貿物商出售人蔘，賺得不少錢。

一位到加拿大旅遊的瑞典人寫著，印地安人把森林地面翻過來，就為了找人蔘；鄰近的人如此忙於挖蔘，法國農場主人雇不到人從事例行的農事。很快地，殖民者也學會了採蔘，而拉菲陶曾指稱在蒙特婁附近產量豐富的植物，在此地幾乎絕跡。伊洛魁人必需冒險進入更遠的英國殖民地，才能挖到拉侯榭的法國商人所指定的購買量。

「新法國掀起一陣人蔘熱。」安德瑞亞・蒙希（Andreas Motsch）說，她是蒙特婁大學研究拉菲陶的學者。到了1752年，加拿大的人蔘出口量上升至每年五十萬法郎，而加拿大的森林很快就要被剷平了。

新世界的其他發現，帶來更具毀滅性的鉅變。橡膠的發現開啟了一陣繁榮，在十九世紀的南美洲奪去幾乎半數巴西土著的生命，導致10多個種族完全滅絕。橡膠大亨將村落變成私人的封地，派人深入瘧疾肆虐的森林，採集更多橡膠。比起這段歷史，人蔘熱算是仁慈無害的。

在此期間，拉菲陶仍被困在法國，陷在行政訴訟的泥沼中。1724年，他出版一本關於北美印地安人的厚重著作，將他們的習俗與古希

臘與羅馬人相提並論，並引用至少200個出處，從波依提烏（Boetius，480～525）、卡梭本（Casaubon，1559～1614，法國新教神學家、古典學者）、赫洛德塔斯（Herodotus，希臘最早的歷史學家）到荷馬、奧維德、柏拉圖、布魯塔克（Plutarch，希臘哲學家）、蘇格拉底、泰西塔斯（Tacitus，羅馬哲學家）、味吉爾與色諾芬（Xenophon，希臘哲學家）。他的寫作風格沉重、無趣，令人厭煩。當代的評論家認爲這部作品太冗長、太混亂，而且太難閱讀，所以幾乎沒有人注意到這本書。

直到46歲，拉菲陶才又重回加拿大，領導蒙特婁的傳教任務，顯然他很樂在此行。他在這裡住了幾年，然後退休回到故鄉波爾多，並且老死於斯。在他生前，他受其他知識分子的輕視，伏爾泰曾嘲笑拉菲陶將美洲原住民與古希臘人相提並論的想法。拉菲陶可以從古希臘人引申美洲人，以下是他的原因：希臘人有神話，一些美洲人也有。第一個希臘人曾進行狩獵，美洲人也是。希臘人有神使，美洲人有巫師。希臘人在節慶中跳舞，美洲也有人跳舞。這些理由很有說服力。

拉菲陶關於文化比較的系統研究，被忽視了將近一個世紀，直到十九世紀初期，德國學者才發現他著作的價值。他被稱爲「現代人種誌學者第一人，以及人種學科研究先驅」，以及人類學的奠基者。亞洲與美洲有關連的想法不再被視爲荒謬，反而被廣泛採納。但更重要的是，他的遺贈並未隨著時間的消失而被遺忘，每年秋天仍有數千人散入北美東部的森林裡，找尋同一種植物。

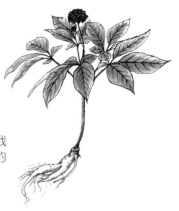

Chapter 5
捕獸人的追蹤

為了對抗疲倦，我獨行的時候，通常得口含人蔘片。這讓我精神高昂，即使穿著笨重的長筒靴，也能像穿著一般鞋子的年輕人般輕便敏捷。

　　——威廉·畢爾德（William Byrd），維吉尼亞殖民地的
　　　　傳道者（1674～1744）

　　九月時光悄然逝去，我一路追逐秋天的顏色，來到西維吉尼亞州。這個山丘之州是美國野生人蔘最大的出口州之一，而且當地採蔘的傳統，至今仍然活躍。卻爾斯頓越來越近，我從飛機的窗子，向外看著霧氣沉重的山谷以及山脈，森林許多地方被砍得一塊塊光禿禿的，看起來是作為通道用，條狀礦脈上種了草。

　　在西維吉尼亞州，我預計要在119號公路旁的神奇超市停車場，和戴維·庫克（Dave Cooke）碰面，他是一位農業顧問。一年前，庫克將我介紹給喬治·歐布萊特與其他幾位採蔘人。

　　因為保密的需要，這個行業的局外人並不容易接觸到採蔘人。「在過去，如果有人發現你在自己土地上挖到蔘，人蔘就會消失。」一位西維吉尼亞的採蔘人如此解釋，「這就像在你的土地裡埋金子一樣。」

　　第一次拜訪的時候，喬治向我指出理想人蔘棲地的特徵，以及他在

找尋的指標植物：菝契、升麻、某幾種蕨類、美洲血根草以及楓樹。他也讓我看其他東西，例如一小堆礦石如何吸引鹿（他稱這堆混合礦物為「鹿古柯鹼」）。他並在楓樹與白楊木的樹冠下，向我展示他的挖掘技巧。他從大約莖部的1呎遠之外就開始挖掘，以避免挖到人蔘根：「人蔘根可能向著山頂方向生長，你不知道它的生長方向。」喬治刮去泥土的表面，以和滿州採蔘人相同的虔敬態度，用十字鎬開始挖。

「你不能預測它的生長方向。」他重複了一次，像是在對自己說。

我坐在神奇超市前面等著庫克，一邊想起喬治專注的神情，懷疑人蔘的魅力之中，是否有任何本質性的東西。

除此之外，一種野生植物的生存能力，可能隨著它獲得經濟與文

難以被人工養殖的植物

在《慾望植物學》（*The Botany of Desire*）書中，作者麥可‧波蘭（Michael Pollan）認為，從進化的角度來看，植物可能利用它的可慾性，吸引包括人類做為傳播媒介，儘可能增加在全世界的分佈範圍。以蘋果為例，這種植物一度只生長在亞洲西部，但它的滋味以及對人類的吸引力，讓蘋果成功分布至全球。在此文中，波蘭所指的是那些人們已經種植了數千年的植物，如蘋果、鬱金香、馬鈴薯以及大麻等。但是人蔘長期以來拒絕被人工種植——它對陰影以及土壤的獨特要求，多數農場無法企及。再者，它的化學成分或形狀，也讓它成為送給棲地人類獨特的獎賞：在亞洲與北美的土著族群，皆協助補充它們在森林中的數量以及人蔘生長時所重視的植物。

化上的重要性而增大嗎？在中國食用人蔘數千年後，人蔘是補藥的名聲，讓它擁有無比崇高的價值，因而挹注了努爾哈赤的行動資金，在十七世紀奪得一整個王朝。

努爾哈赤把這種有價值的藥用植物，變成滿州文化認同的一部分。他們對人蔘的貿易壟斷，在清朝的中國大幅提高了人蔘的地位，並且增加了如賈土神父這一類的外國人，在繪製地圖的旅程中注意到它，並且向歐洲人描述的可能性。人蔘在今日阿帕拉契文化的重要地位，是它在亞洲擁有文化重要性的直接結果。雖然這導致野生美洲蔘在某些州幾乎滅絕，藉由商業種植的手段，這種植物在全球的數量仍然增加了。除了南極洲外的每個大洲，人蔘被以人工方式種植，或至少意圖如此。

《慾望植物學》的作者麥可・波蘭主張，從植物的角度來看，只要有利於這個物種的長期生存，生存的手段是野生或人工種植並不重要。廣泛的分布可以讓基因的基礎廣泛散播，以面對新病毒與疾病的挑戰，從而增加了長期生存的機率。從野生物種注入基因的多樣性，其重要性難以估計，即使一般的農作物，也需要來自野生親族的多樣化基因來源，以增加對新氣候與新疾病的適應力。

如果人蔘的野生分布消失了，它更新基因組合的能力也將縮小，適應力也會受侷限。但是，像波依弗這樣的人從原生棲地收集美洲蔘種籽的野生樣本，並保存其多樣性，並且透過農人廣泛地種植人蔘，即使人蔘仍被視為瀕臨絕種，卻可能因此得到長期生存的資源。種種複雜的情況，至今很難具體評估。

更微妙地說，人蔘藉著吸引人類社會不同的元素如醫療、文化、商業獲得彈性，且適應數種生態系統的植物有更大的彈性，能熬過氣候的變遷。同樣地，也許一種在不同的社會都有利基的植物，適應性更強。

　　直接擁有人蔘與農業知識的努爾哈赤，當他進入中國社會的核心，讓人蔘的收成變得更受重視。然而，如果不是美洲有人熟習耶穌會在中國的經驗，美洲蔘可能不會成為國際性的物產。知道中國某一種有價值的植物，與在美洲的森林中發現它們，中間的鴻溝，需要像拉菲陶這樣的學者、《耶穌會時事通訊》，以及他對於美洲原住民文化的知識，才能加以修補。

　　再者，如果商人沒有接手掌控大局，拉菲陶對於北美人蔘的研究，可能將留在奧蘭多公爵的圖畫館存放學術論文偏僻的角落，永遠不見天日。一種植物的文化棲地——關於大人蔘叢、現金收益以及植物學上的更新與變化——本身就足以成為研究的題材。

　　我沒等多久，戴維・庫克就出現在神奇超市。庫克又高又瘦，一頭長到頸間的頭髮以及間雜白色的山羊鬍，給人一種水牛比爾式的誇張印象。他出生於林肯郡的一個礦工之家。

　　「我出身的地方有兩大經濟來源，」庫克告訴我：「人蔘和私酒。」

　　戴維4歲的時候，他的父親在礦場受傷，全家搬到杭廷頓去。戴維的哥哥記得和他們的父親一起去採蔘，但戴維是在城裡長大的。他長大後搬離小鎮、結婚、在佛羅里達州當製造家具的技師、離婚，然後又回到阿帕拉契。直到40歲，他才開始學習森林與人蔘的相關知識。

他在州農業體系擔任增設執行官（extension agent）的職務，意味著他的責任範圍遍及四郡，給予人們從家畜到營養學的指導。戴維也是官方的州立人蔘顧問，在能力所及的範圍內，他在西維吉尼亞州開設工作坊，回答蔘農的問題。庫克描述自己「只是一個貧窮農家的老男孩，一個礦工的兒子」當他這麼說，通常和面對的觀眾身分有關。其他的時候，他稱自己為「老嬉皮」

我們初遇的那一年，庫克剛剛結婚，從自己住的大醜溪（Big Ugly Creek）的家，搬到太太位於四地（the four-land）附近的房子。當我在神奇超市遇到他，他看起來很疲倦，聽起來還有鼻塞。「感冒把我搞慘了。」他說，他剛得知有同事要離開，這意味著在他全職的工作負擔之外，需要負擔另一個工作至少六個月。他說他把化驗魚池

人蔘的持久價值

　　想要觀察人蔘文化的核心，西維吉尼亞州是個好地方。關於人蔘種種生動的故事，部分起源於此，其中某些和典型的美洲「森林人」丹尼爾‧波恩有關。波恩的生命歷程，具體呈現人蔘與皮草捕捉和交易的歷史。他的故事到處傳頌，從「皮毛－魚－野味」期刊到探索頻道，都曾描述波恩和他的人蔘船的故事。某一個秋天，他辛勤採蔘，並且大量購蔘，屯積了一整船的人蔘，上路送到市場上，但是當他從肯塔基州跨越俄亥俄河到喜悅角（Point Pleasant），他的船沉了。波恩沒有消沉，他雇用了更多人出去採蔘。這個故事表達了人蔘持久的價值，以及波恩的堅忍性格。

的工具箱留在辦公室了，他得先去取。這意味著我們和喬治的約會將會遲到。和鮑伯・波依弗一樣，戴維・庫克在感覺疲憊時，也會吃一點人蔘。雖然人蔘味道挺恐怖（他形容像是特別苦的胡蘿蔔），他把蔘片泡在水裡喝下去。

總體而言，他的興趣大多集中在人蔘對於農村家庭所帶來的收益，而非醫學價值。庫克認為人蔘的潛力，就像西維吉尼亞家庭的印鈔機。他告訴我林肯郡的人依賴人蔘買孩子上學的衣服以及聖誕禮物，但他想要讓人蔘超越季節性的挖掘探險。

「我們一直在挑戰我稱為『玉米與黃豆』的心態。」他一度告訴我。這種心態意味著，如果你不能在九十到一百二十天之間收成某一種作物，並且賣掉拿現金，為何要做這個活兒？這種對短時間輪作物的偏愛，自然會對像人蔘這一類長期經營的事業草率以對。庫克曾經比較過本州在牧牛業上的投資與人蔘種植的差異，前者的產業特性並不適合此地的坡度與森林地形，而後者則是這兩種地形的原生植物。

牧牛事業的開銷較種植人蔘要高上數倍。州政府需要50至60個全職人員支援牧牛事業，並且提供工具設施如拍賣牛舍、地磅設施，並支援集市場地。對於人蔘業，他們僅派一位非全職的專家——戴維・庫克。然而，本州的牛肉出口總值，僅是人蔘出口總值的4倍；其間的失衡，庫克認為大有發揮的空間。

庫克就像波依弗，大力反對未經深思熟慮、不適合當地多山地形的農業；出身於更貧苦的背景，庫克以冗長的談話生動啟發當地農人的觀念，期望轉變當地伐木與媒礦的循環。

在庫克所居住的波恩郡，最著名的形象可以認為是《The Dancing Outlaw》這部1991年發燒的紀錄片，內容是貧窮潦倒的白人艾維斯（演員／伐木工）和他的家人。當地的失業人口是國家失業率的兩倍，1/4家庭生活在貧窮線以下。

「開車離開大醜山的山谷，讓我看清楚這一點。」他曾告訴我：「我一度和住在這個山谷裡的每個人一樣，和任一個採礦人的家庭沒有差別。但現在情況不同了。我看到那裡的山丘，看起似乎被龍捲風擊中，那是因為伐木人回來了。在阿帕拉契的這一帶，每隔幾代你就會看到這一幕。依我們看，現在情況相當嚴重。」

另一方面，波恩郡內仍有許多適合人蔘生長的森林。「中生性混合林」這種專業術語，意謂著它是一度曾覆蓋勞亞古陸一帶的古老森林，遺留至今罕見的遺跡：山胡桃木和橡樹生在山谷中，楓樹、鐵杉與山月桂長在較高的陡坡上。挖蔘補貼家用的傳統在此仍然持續。

波恩郡是州內第三大的人蔘主要產地，在1990年代，一位來自美國國會圖書館的田野調查家發現，為數眾多的當地居民，都稱自己是採蔘人。

「我以營建業維生，」一個男人說：「但事實上，我認為自己是採蔘人。」他的生存哲學結合了自信心與對森林的知識：「不要躺著等政府的支票來，這裡有的是人蔘、血根草和黃根樹。」

你可能會認為波恩郡的人會擠滿庫克的研討班，學習如何以人蔘增加收入。當他在俄亥俄州、維吉尼亞以及任何其他地方開設工作坊的時候，的確吸引了包括年輕與年長、男人與女人、了解森林與對此

一無所知的各種人。退休人員、新時代健康法的實踐者、老嬉皮，以及許多「實際而腳踏實地」的人都來了。他接到以人力運水到山頂灌溉人蔘的人來電，也有夫妻檔在山丘上種滿人蔘。（西維吉尼亞州的女性植蔘人的比例，可能較紐約州高。當地報紙也有關於母女檔採蔘人的報導）人們請教他管理人蔘的原則。當美國魚類與野生動物協會宣布五年以下的野生人蔘將在出口甲板上沒收，庫克說：「有人哭著打電話給我，也有人來電詛咒。」（這條法律意圖避免人蔘幼株被採收，已證實難以落實執行）

然而，西維吉尼亞州當地人並不去參加他的工作坊。也許他們認為自己了解人蔘，也許他們就是不習慣去工作坊。一位當地的人蔘貿易商，郡內最大的貿易商之一，同時在六哩路旁（Six-Mile Road）經營付費垂釣的生意，專程到工作坊搞破壞。

「他認為我是個混球，」庫克說：「他希望一切保持原狀，不希望任何人比他們懂得更多。」這位買家走到一張桌子前面，庫克在上面擺放了一些未標籤的人蔘根，是用來展示人蔘的年紀與生長狀況的教材。他以一種炫耀的態度，信心十足地指出每一個答案。

「每一個都說錯了。」庫克說：「雖然他的態度絕對肯定。我安靜地等他發完脾氣離開，然後我們繼續工作坊的課程。這樣的人你無法和他講理。」

庫克也知道，這樣的人蔘工作坊，不能像大學校園的研討班那種上課方式，農人會盡情嘲笑你，然後離開。印講義幾乎是沒有用的事，因為許多參與的人幾乎是文盲。

因此庫克拍了他所謂的「鄉村人蔘小短片」，一段關於半野生人蔘二十分鐘的介紹，裡面有庫克在森林中播種、種植，以及收成的情節。他送出幾百捲的拷貝，甚至有中文配音版送給中國的觀眾。（「他們覺得對白太有趣了。」他還想要做一個附CD的更新加長版！

庫克灌輸種蔘人關於市場的資訊，常常遇到人蔘買家與商人的抗拒。這些年來，商販一直努力想讓人蔘的價格保持機密，只要人蔘產量豐富的阿帕拉契地區採蔘人，不知道中國人付多少錢買人蔘，商販的利潤範圍就可以維持榮景。

而也有代代的採蔘者沒有足夠的手段為人蔘爭取更好的價格，因為他們對香港的市場價格一無所知，盲目地賣出手中的人蔘。

除了人蔘生長的問題外，庫克很好奇在人蔘自然棲地以外，人們得花上多少努力才能種植人蔘。在西北太平洋（Pacific Northwest）討生活的農人種了幾噸的人蔘，在亞歷桑納州的農人也是。甚至有人在澳洲種人蔘。

「這個人的腦筋有點不正常，」庫克說，強調澳洲令人生畏的乾燥氣候不適合人蔘，「不過他的市場可真是龐大。」

從神奇超市，我們沿著一條起風的小溪畔往前開，直到人工道路消失在碎礫中。有一張黃色的指標貼在樹幹上，膠合板上面以紅色字體寫著「公告：請速離開。喬治‧歐布萊特」

我們通過柵門，開車經過空地，來到森林邊緣的一棟房子。喬治‧歐布萊特在此有一棟小小的長方形平房，屋裡有個起居室，電視轉到MSNBC。

山脈庇護珍稀動植物與文化傳統

　　土地支持了數代人在汗水、泥土以及自然的變化中賴以維生。他們的考量，則是一種對土地逐漸變得珍稀的覺醒，提醒我相關自然的知識，通常被保存在較高海拔。環顧全世界，山脈庇護著消逝中的文化傳統以及珍稀的植物和野生動物。

　　山地擁有更多樣性的棲地，提供更多不同的濕度、溫度以及日照程度，因此較低地擁有較大的物種多樣性。植物的生活以及秋天的色調，在每個山谷皆不相同，在山陰與山陽也不一樣。這些山丘同樣為無法在主流社會找到利基點的人類提供庇護。

　　歐布萊特結合了傳統的採蔘人，以及了解資訊的新世代的特質。他很削瘦，淡金色的頭髮和鬍子，眼睛是一種令人不安的藍。戴維·庫克描述他「精瘦，令人聯想到灰色獵犬」。幾十年來，喬治操作他的水力裝備，服務了5個州的採礦事業（他告訴我：「他們的大挖土機，鐵鏟上可以停兩三部車子。」）退休後，他回到這裡的森林，回到他50年前學習挖掘人蔘的地方，同時一邊密切注意市場動向。

　　除了人蔘，喬治也曾在野花乃至蝴蝶的市場空忙一場。這個早晨，他問庫克關於牛蛙的市場，因為他剛剛讀到相關的文章。庫克解釋，養殖牛蛙需要投資在架圍籬、燈光及餵食上，但如果喬治有興趣，他知道哪裡可以買到蝌蚪。他們兩人皆是我從未想像過的、鄉村經濟的新典型人物。

　　我遇到的另一位西維吉尼亞人，向我描述他關於地形學影響州的

社群歷史的理論。本州的東半部滿佈陡直的山脈與深谷，在十八世紀自然而然地吸引基督教門諾派教徒這一類脫離主流的群體安居。至於更偏僻與曲折蜿蜒的西半部，則吸引了特殊的後來者，包括聖靈降臨教派以及隱士。地形的障礙造就了人類生活的輪廓以及植物的生命。

「牛蛙腿很值錢。」喬治說，仍然在盤算著市場價值。

回到1980年代，在戴維‧庫克開始鼓吹人蔘種植之前，喬治‧歐布萊特已經在自己的林地上播下人蔘種籽。不過他很少使用「半野生」這個沉重又學術性的名詞。

「我一輩子和人蔘打交道，」喬治說。「我就是想這麼做。」他向威斯康辛的蘇保羅買種籽，並且撒在一條溪邊的地面上，介於白楊和美國梧桐樹之間，因為他曾在這兩種樹的混合林中挖到過人蔘。

這個季節他沒有挖到多少人蔘，不過他偵察了一些地方。幾年來他在自己的土地以及靠近鎮上的幾片小土地上搜索人蔘——比方靠近學校，通往雜貨店的小路邊。

「就在剛過小溪的地方，有一叢人蔘。」他說：「有一年我剛動手術，在那裡找到一叢。之後我每年都回來查看，但是找不到人蔘。我還做了記號哩！我今年還沒去看過，不過我會等。真把我搞得坐立難安，不過我會再等一年」

關於人蔘有能力進入休眠狀態，在地面上找不到半點痕跡的事，就是由喬治告訴庫克的。喬治在地面上做記號，每年跑回去看，就以這種方式進行研究。他談到森林中有一個地點，有自己的季節。「大約在那片山頂上，那條路通往一個叉路。在五月，草夾竹桃開藍花，

長到大約12英吋高，天竺葵是粉紅色的。」他特別強調：「極目望去，整座山像是花朵織成的地毯。這是你一生中所見最美麗的風景，非常壯觀。」

喬治在森林裡長大，從小會狩獵也懂得設計陷阱。當有人抓到土撥鼠，他就被派去折一些山胡椒嫩枝，讓母親用來和土撥鼠一起烹調，以去除野生的腥味。在他約12歲的時候，他從爸爸和朋友那裡學會挖人蔘。他們也掘美洲黃蓮，這裡的人稱這種植物是黃根樹。喬治感冒的時候，母親會為他煮上一鍋黃根樹茶讓他喝下去。他形容那種恐怖的味道，讓他忘了自己的喉嚨痛。「很苦，對吧，戴維？老天保佑你。」

喬治說自己在城市邊緣住了二十八年，他指的是洛根（Logan），一個不到5萬人的小城市。他是我遇到最好奇與消息靈通的人，緊緊追蹤與他相關的法律變遷，並且有自己的意見，其中也包括新的魚類與野生動物法規中，關於採收五年以下人蔘的禁令（他認為這條法規意圖良善，但恐怕無法有效遏止濫採人蔘的情況。2005年，當局將下限提高為十年）每當發現不認識的植物，他會直接去查自己的植物圖鑑。「我就是這種人。」他說：「我熱愛戶外。」每次我去拜訪他，他總是在查一種他不認識的新植物。

喬治非常提防伐木工，說他們一再占別人的便宜，而且忽視土地所有人對於伐木的規定。他們常越界伐木，或是在被告知只能選擇性砍伐的地區，把樹木砍得精光。喬治說，如果伐木工發現一畦人蔘，工頭會給他們十分鐘的休息時間，好把人蔘挖出來。

有一畦特別的人蔘仍然深深留在他的心中。他在伐木工清理過鄰人的土地後，發現了這畦人蔘。「他們上來砍伐木材運下山，其後人蔘清晰可見。」他說，「我在四小時內挖出一磅人蔘，這個成績算很好了。似乎他們處理過的每一個樹根下，以及枯死的樹附近，我都能找到人蔘。我找到一截被修了頂的木材，落在一株人蔘上，有三或四小莖。木材就這麼橫著，人蔘從下面長出來。我從木材下面開挖，然後檢查四周，找到一株這麼高的四莖人蔘。」他的手比在大約三呎高的地方。「我先看到漿果，若不是這些漿果，我永遠找不到這株四莖人蔘。」

　　「我遇到過很多事情，」他繼續：「在一個我認為不可能有人蔘的地方，找到各種尺寸的人蔘。」

　　我們的話轉移到別的事情上，稍後喬治又談起這個伐木地。「當我站起來看著這株大人蔘，我的眼角滑過淚水。如果當時我帶著照相機就好了。如果那天我帶著相機就好了。」

　　喬治對於人蔘掮客也有專業見解。當喬治還是個小男孩，常見到一個男人經過這個地區，腰兜裡塞了一捲又一捲的百元鈔。在大煤河（Big Coal River）上下游鎮上的人都記得購蔘人吉爾（Giles）徒步來訪。在佩托納（Peytona）的人說他是一個留黑鬍子的大個子，從懷特鎮（Whitesville）出發，一天走20哩路，沿路收購人蔘。當夜幕降臨，他可以在任何地方躺下來睡覺。他看起來像個流浪漢，但他會給當地的孩子看他懷裡的百元鈔，稱這是他口袋裡的零錢。在那些日子，離他最近的競爭者是一小時半的路程的一位杭廷頓人，也在季節

美洲的人蔘掮客

　　人蔘掮客有兩種，第一種在產地經營小買賣，例如二手店或是餌食釣具店，並且購買附近的人蔘，通常購買數量不大，也不會付太高的價格，但是因為就在附近，因此非常方便。第二種人年復一年於秋季例行到訪，他出較好的價格，但你不知何時會再見到他。

當令時過來。

　　喬治的人蔘不會隨便賣，他先看報上的收購廣告，並且到處詢問最高的價錢。像「皮毛－魚－野味」這樣的雜誌，上面一定會有這一類的分類廣告：

　　收購：採蔘人與掮客，美洲黃蓮、堪薩斯蛇根木、黃樟，根、樹皮與其他。我們直接購買人蔘出口到中國，以Parcel Post或UPS快遞。請附回郵信封與電話號碼，至哈門皮毛、獵物與根公司，3050E Ramp Creek Dr. Bloomington IN47401

　　我們繼續走著，看到喬治一歲大的灰貓在門廊附近潛行。「不管鼯鼠、松鼠，她什麼東西都往屋裡帶。」他說：「好吧，她是獵人。」

　　我們開始談起盜採，他的心情明顯下沉。他抱怨人們不注意他的警告標誌，今年他已經把6至8個人逐出他的土地外。這個話題讓我們的對話橫岔而出，談起一位酗酒而且有家庭問題的鄰人偷雞查理。喬治的三叢人蔘平白消失，他試著找出誰是罪魁禍首。他懷疑查理：

「他被叫偷雞查理，是因為他曾經從男孩的雞棚裡偷過雞。我在山丘上種植我的人蔘，休息的時候，發現他在山頂附近轉來轉去，看起來像是…像在找大麻或什麼東西。」（戴維‧庫克插話，指出大麻是本郡最主要的現金收入來源之一）我說：『你怎麼解釋你的行為，查理！』他跳起來。他說：『你在做什麼？』我說：『你又在做什麼？』

他說：『我到處走走逛逛。』我說：『回頭去別的地方逛！我立了禁止標誌，這裡不是給你逛的地方！』我知道他在做什麼，他看到我的人蔘了。我兩年前種的人蔘，冒出了三叢，他全部挖走了。」

你仍然聽得出喬治聲音中的怒氣。是的。書面上是有禁止盜採人蔘的法律，但是州當局很少真正起訴任何人。「執行成效極糟。」戴維庫克說。此時我們已經走過喬治的黑莓叢，來到他想養牛蛙的魚池。喬治走進池裡，從水中拖出一個木製的筒形陷阱，在草地上倒出內容物，一堆煩人的小蝦。他餘怒未熄，開始用靴子踩這些小蝦子，直到它們在他腳下碎成片片。

「看他碾碎了多少食物！」戴維以嘲弄的誇張聲調說。

「食物！」喬治諷刺地說。

就像丹尼爾‧波恩一樣，喬治同時擁有採蔘人與捕獸人的技巧，而且經常透過皮毛交易的管道販賣人蔘。大部分的掮客兩種都買，他們在秋天買人蔘，冬天購毛皮；透過一個管道賣毛皮，另一個管道出口人蔘。

毛皮交易同時創造了一個封閉的人蔘流通網，大部分由紐約的毛皮商控制。（這也許是捕獸人比森林管理人更在乎人蔘的原因，而且

人蔘由魚類與野生動物協會主管，而非由森林局主管。森林管理人很少關心人蔘，除非當你僱人砍伐木材，他們卻挖出你的人蔘。）到了二十世紀，毛皮的價格下滑，人蔘價格卻上揚。毛皮產業在1980年初期沉寂（與動物權觀念的改變有關），人蔘與毛皮季節性的共生關係消失了。但是這種聯繫在西維吉尼亞州捕獸者協會仍歷歷可見。

　　大約二十多年前，喬治去參加一個由捕獸者協會所組織的毛皮與人蔘拍賣會。這個拍賣會每半年舉行一次，掮客來此投標，採蔘人與捕獸人來此銷售產品。秋季拍賣會只有植物（包括根、皮以及葉子），冬天的拍賣會則包括植物和毛皮。在某次社區活動中心或賽馬場舉行的一場拍賣會中（喬治自己記不清楚了），喬治和他的小兒子前往，當時他還是一個青少年，已經能在一個夏天賣出六百美元的自掘人蔘與麝鼠皮。他們計畫開二小時的車到拍賣場，賣了人蔘後早早打道回府。

　　「我們走進會場，到處瀰漫一股從沒聞過的氣味。」庫克說，他自己也曾參加過好幾次拍賣會。「生的、曬乾的毛皮。成千上萬的獵物，從麝鼠、山貓到野狼都有…熊，你可能想到的任何東西。」有些像灰熊亞當斯（Grizzly Adams）的人，據說僅在拍賣會舉行，或為了買鹽與咖啡，才會離開山上。

　　「他們穿自己用毛皮縫的衣服。」喬治說：「他們用鹿角磨成刀，什麼都賣。他們是山地人，一坐下來就彈起吉他和斑鳩琴。」這一幕把喬治迷住了。在拍賣會上，他們的人蔘賣到最好的價錢。他和兒子後來在拍賣會待了一整天，就只為了看那些人。

　　我們一邊走著，剛剛因為討論盜採的不快情緒逐漸消散。「他們

有這麼大一堆人蔘！這些人帶著樂器，自在地坐下來彈琴唱歌。我真的很樂在其中。」喬治說。

「可以回去參加一定很讚。」他補充道。然後他轉頭看庫克：「你知不知道下次什麼時候舉行拍賣會？」

人蔘與毛皮貿易的深刻關連，同時也醞釀傳奇，賦予人蔘動物般的性格與智能。在生物學上，植物與動物的分類是清晰而且合理的，但畢竟是一種試圖了解世界的人工框架。十八世紀法國植物學家以及熱情的人蔘擁護者安德烈·米修（Andre Michaux），想要得到關於這種植物的第一手資訊，因此找上皮毛捕獸人。

如果你花上大把時間尋找野生動物，你也會了解野生植物。在某些方面，人蔘與鹿的相同點，遠較與胡桃樹為多。人蔘當然與鹿有更親近的關係，鹿很喜歡啃食人蔘的葉子和漿果，讓人蔘的種籽得以藉著鹿的消化器官傳播，出現在新的地點。生存的連繫連起了分類學的邊界。

丹尼爾·波恩和他的朋友帕迪·胡德斯敦（Paddy Huddleston），是第一批在查爾斯敦的卡那瓦河谷（Kanawha River）設陷阱抓河獺的殖民者，他們也在當地採蔘。數年來，他們向費城的捐客販售河獺生皮。胡德斯敦在河上游的愛洛伊鎮（Alloy）經營小旅館。波恩在50歲出版過傳記，作者描述他是神氣活現的拓荒者，因此到了1784年，他已經小有名氣。波恩自己較謙虛，當有人問他是否曾在森林中迷途，他的回答是：「我從不迷路，不過有一次在森林裡繞了三天。」正當傳記打響他的名聲，波恩的財富卻急遽減少。他的生意以及土地投機的構想都失敗了。他在1780年代末期來到卡那瓦河谷，找尋下一宗大

買賣的機會。

　　他根據當時報紙上的報導，判斷下一個機會可能是人蔘。波恩在革命前就挖人蔘好些年，但是戰爭開始後，他和其他採蔘人，都失去了與航行中國地區的英國船隻之聯繫。戰爭結束不久，「中國皇后」號成為美國首艘探險遠東的船，不僅安全返回紐約港，並帶回中國擁有強大人蔘需求的傳言。因此在1787年冬天，丹尼爾・波恩奮力挖蔘，並且購買其他人所採的蔘。他的兒子納森當時才6歲，已經可以在外面野營，幫助挖掘。「到了下一個春天，我們有十二或十三噸的人蔘。」納森後來回憶道。他估計父親每一年冬天捕獵400至500張河獺皮，每一張以二點五美元出售。這意味著一個冬天努力研磨枝條、套上海狸餌並且插在林姆士東溪的工作，有超過一千美元的收入。波恩在秋天就開始物色設陷阱的好地點，同時也挖一些人蔘。

　　他計畫著在春天將人蔘裝到貨船上，由俄亥俄河運到菲爾靈（Wheeling），然後從那裡用馬沿著荒漠之路（Wilderness Road），運送到馬里蘭州的哈葛斯敦（Hagerstown）。

　　從那裡，他可以走大路到費城，有船直接到遠東。走在當時的費城，你可以從商人位於胡桃街上的家，賣瓷器、人蔘糖與中國肉桂的店，看出這個城市在對中貿易裡，積攢了多少財富。愈來愈多人穿上南京棉布製成的工作褲，這是一種耐磨的黃色棉布，名字來自棉布的出口港南京。到了1780年代末期，連對於商業一向敏感關注的喬治・華盛頓，也追蹤起人蔘從山丘到甲板的過程。他在一次關於阿帕拉契秋季之旅的日記中寫到：「我遇到很多人和馬匹，帶著人蔘、鹽和其

他市場物資而來。」

　　循著波恩的足跡，我從查爾斯敦開車向下游走，沿著卡那瓦河切開玉米田的平緩水流，慢慢來到一個寬闊的河谷。在卡那瓦匯入俄亥俄河的地方，我駛過一道金屬橋，來到喜悅角鎮，並在二號道路的後面，找到當年波恩設立的交易所，目前也有路邊的標示加以紀念。

　　附近的公園裡有兩個聯邦快遞的司機，在夏季的餘熱中稍事歇息。目前鎮上仍有許多人蔘捆客，但她住在圍繞著大量杜鵑花叢的郊區平房中。

　　濱水的老舊羅威旅館櫃台人員告訴我，當喜悅角仍是俄亥俄河交通轉運中心的全盛期，這個旅館在十九世紀早期，曾是受歡迎的河船站。這個人的名字是羅許，他處於正想找人聊天的心情中。他解釋喬治‧華盛頓如何為這個鎮命名，並設想以之作為未來國家的首都，以經營向西的貿易。

　　羅許也談到丹尼爾‧波恩的交易站，向我確認當地仍有野生人蔘，但是生長在較高的地方，在陰暗的山谷裡。他小時候挖過人蔘，他告訴我馬克‧吐溫的祖父以及撒姆爾‧克雷蒙的故事，後者住在喜悅角任收稅員一職，在一場鄰居幫忙建屋的派對中離奇死亡。（我找不出這場死亡和人蔘間有直接的關連，但馬克‧吐溫的父親在田納西州開雜貨店時，也做人蔘買賣）羅許提出有力的理由，指出為何西蒙‧肯東（Simon Kenton）比波恩更適合被稱為肯塔基州之父，並且提供我如何讓木筏繞過急流的技巧：將貨物轉成陸上運輸，放鬆木筏的繫繩，讓木材吸收撞擊，到了平緩的下游處，再把木筏拖回來綁緊

繫繩，並且重新上貨。他列舉河川旅行優於陸上旅行的原因（更快、更乾淨，而且在車輪痕跡太深的路上，馬匹步履艱難，泥土幾乎濺到牠們的腹部），並客觀評估本州最好的農業郡（這裡），還向我推薦香儂杜哈（Shenandoah）的美景。

我出門的時候，停在兩河交會的公園處，看著俄亥俄河的另一岸。兩艘拖船駛過，我的左邊是西斜的太陽掛在卡那瓦河的橋上，背後是潑墨般的暴風雨雲層。我的右邊是俄亥俄河，流向越來越開闊與平坦的土地。

這裡正是波恩載滿人蔘的平底貨船出事的地方。他和家人在喜悅角上游幾百碼的地方渡過俄亥俄河，一陣強大的水流把他們推向浮木，導致駁船傾斜，灌滿了河水。沒有人喪生，但是好幾噸的人蔘都泡水了。波恩家的人派人跑到鎮上求救，波恩的一個朋友趕來，他們把人蔘攤開來在陸上風乾，但是損失已造成。

「父親沒賣到正常價格的一半。」納森回憶道。更糟的是，延遲造成人蔘運抵費城時，蔘價已經下跌。「父親這趟損失了不少錢。」

丹尼爾‧波恩的人蔘船的故事，就這麼一再被重述，當作人蔘買賣高風險的證言。即使當人蔘是個好賭注，它仍是比戴維‧庫克或鮑伯‧波依弗願意承認的更大賭注。

要把人蔘變成更可靠的產業，戴維‧庫克需要更多關於中國市場的資訊。在1996年，這意味著與其他兩位增設執行官，在美國農業部的贊助之下，進行一趟中國之旅。有趣的是，之前從沒有相關的研究人員直接從人蔘市場找第一手資訊，即使人蔘一度曾是美國最大宗的

出口物產。自二十世紀初，這個植物一直是官員注意力的死角，比起毛皮或藥用植物，機械化的農業與酪農畜牧業更有利潤。

　　人蔘市場的資訊越來越稀少，即使一輩子挖人蔘的人，對於末端使用者的真正需求——什麼尺寸，顏色或質地的人蔘也幾乎一無所知。幾乎沒有採蔘人遇見為自己購蔘的人，因此採蔘人可能到庫克的屋裡，喜孜孜地拿出他們的收獲：一條巨無霸人蔘，上端卻折斷了。「這條人蔘有幾十年了，價值連城！但是他們卻讓它在末端使用者的心中，折了至少一半的價。」他很惱怒地說。

　　庫克和其他兩位郡立農業專家搭了十七個小時的飛機，從查爾斯敦的查克・耶格爾（Chuck Yeager）機場，繞過半個地球來到北京，然後直接被送到中國東北——人蔘的故鄉，以前稱為滿州。他們的第一站是瀋陽，努爾哈赤的舊都。時差所造成的不適，增強了大陸漂移的干擾，讓他失去時空意識與方向感。

　　「中國東北有和我們一樣的溫帶中生林與混合林，」庫克解釋道：「明明身在異國，卻走在北美熟悉的森林中，實在很酷。如果你稍微瞇起眼睛，那些橡木、山胡桃木、白楊和胡桃樹，感覺就像在家鄉。但是它們有一點點不同，那是中國胡桃，而不像這一株是黑胡桃——但是它們長得那麼像！」

　　更北靠近吉林市的地方，他們去參觀占地500畝的栽培人蔘田，在人工搭成的遮蔽物之下，有超過兩打的科學家組成的團隊日夜監看，照顧其生長與種植的細節。東道主問起這三位美國人：美國的人蔘種植，有多少位博士加以主導與照顧？

庫克清楚地記得那一刻：「我們面面相覷。」他們其中沒有任何一個人有博士學位。「他們堅持稱我們爲博士，但實際上，我和這個頭銜差得遠了。」這是一個生動的象徵，標示著兩個國家的不同。在美國，人蔘是一種粗俗的農作；在中國，它卻是重要農經作物。

　　從喬治・歐布萊特的森林，庫克遙指查爾斯敦東部另一個停車場的位置，那是我下一個約會的碰面地點。我知道弗烈德・海茲（Fred Hays）將是絕佳的導遊，領我認識傳統的人蔘種植技術，如何與新的現實協調整合。海茲經營一個「全方位農場」，他是較年輕一輩的企業家，對於都市與農村思維之間的衝突，談得比庫克或歐布萊特更直接。

　　弗烈德提議帶我到他的土地上進行採蔘工作，他將在州際公路附近與我碰面，領我開車跟著他到農場上。在許多戴維・庫克滔滔大論的主題上，弗烈德卻小心選擇用字遣詞。他有一頭削短的紅頭髮，臉上的鬍子幾日未刮，看起來像是大型的泰迪熊。

　　在某一方面，弗烈德具像化了熱心參與半野生人蔘栽培（他稱爲「生長行動」）的幾類人的形象。這個行動吸引了高地人，以及住在郊區、從都市回歸的人。海茲在卡那瓦河谷長大，但是上了大學之後，就一直處於兩種文化之間。

　　「各種人走在這條路上，」他告訴我：「但如果你上了大學，他們就不再信任你了。」他是農人，同時也是一位職業的藝術家，娶的太太則受過心理治療的專業訓練。在波依弗幾年前主持的一場人蔘研究會上，弗烈德與波依弗相識，親眼看著波依弗經歷艱辛的離婚。他們以電子郵件保持聯繫，弗烈德讓波依弗在他的土地上採蔘。「鮑伯是

一個腳踏實地的人，」弗烈德說：「他很適合這裡。」

他的全方位農場占地150英畝，包括了魚塘以及一個長滿青草、放牧山羊的陡坡，以及好幾畝林地。他一邊調整山羊的繫繩不讓它們亂成一團，一邊向我解釋他的伐木站的進展。他標示自己森林裡的每一棵樹，修剪不受歡迎的外來植株，好讓原生樹種自由生長。海茲在森林的頂篷之下，結合了原生樹種以及種植半野生人蔘的行動。

在一個可以俯瞰魚塘的門廊上，他告訴我一個採蔘的故事，內容比歐布萊特的要凶險得多「前年的夏天我在某個地方看到一些大蔘株，但是現場也有兩塊像這個房子這麼大的巨石，中間有一道5呎寬的深溝。我得從這個溝走過去，沒有其他的路，其他的地方都是幾乎垂直的峭壁。我開始走沒多久，就看到一條大約5呎長的響尾蛇，在我面前昂頭直到我腰的高度，尾巴開始嘶嘶做響。情況很清楚，不是他死就是我亡。我屋裡現在還留著牠的皮。」

「最糟的情況是遇到銅頭蛇，牠們無聲無息。」弗烈德說

弗烈德從父親那裡學會採蔘，他父親的相關知識則傳承自他的叔叔，弗烈德的叔祖。他是一個老派的高地人，了解關於人蔘、狩獵與追蹤，以及如何設陷阱捕麝香鼠和水貂等全部的事情。弗烈德的叔祖是那種可以整個冬天待在山上，不需要依賴現成的作物、玉米或煙草，就可以安然活下去的人。「每件事自有其原因。他們採蔘，捕獸，過著自給自足的生活。」

弗烈德和動物的關係亦敵亦友，像一個好奇的鄉人般親密，又保持一定的距離。他一輩子在觀察動物，對牠們一些古怪的行為非常反

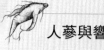

人蔘與響尾蛇

「人蔘喜歡的棲地之一在岩石區，這也是響尾蛇喜愛躲藏的地方。如果人蔘出現了，響尾蛇也在附近。所以當挖掘野生人蔘，得有點保護裝置。」捕蔘人弗烈德說。

感，例如當水貂為了好玩殺光他水塘裡的魚的時候。「牠們不是抓一隻魚來吃，」他抱怨：「牠們花了整晚捉出魚籠裡的魚，堆在甲板上，等著看魚停止拍動並且死亡。你一起床，就看到上百條魚死在那裡。」他模仿水貂捉魚然後丟在一邊的動作：「哇，看這些魚！」

他以採蔘和捕獸的錢，一路讀完大學。當時一張紅狐狸的皮可以賣到一百二十美元，而他一天可以挖一磅的人蔘，二者都可以在附近販售。皮毛變成這麼骯髒悖德的字眼，彷彿大家最好都穿上石油加工的聚合物，他認為這種情況非常諷刺。

他也見到一種文化衝突的降臨。回歸者為鄉村帶來生態農業與地景的概念，他們為舊植物命名，洛苛草成了黑升麻（並且在偶然的情況下，成為時髦的花園植物），黃根樹成了美洲黃蓮。都市人帶來高地人特別難以防守的武器，例如官僚組織。

弗烈德說，回歸者「比農村的人更懂社交。這個字眼不盡然傳神。他們最後占領了當地的委員會以及所有這一類的組織，開始為你制定政策。」政策這個字聽起來特別刺耳。「他們似乎從城市出發，

來此拯救被當地未開化的野人所摧殘的環境。但最後他們成為野人的一員，發現這裡也不全然是落後的。」

他認為接下來的十至二十年將是關鍵：「『城市美國人走向鄉村美國人』，我可以預見這個題目將在某個時刻成為頭條，因為我們正走在終將導致衝突的軌道上。這兩種人如何融合生活在一起？他們幾乎是兩個不同的族群。」

人蔘為這種衝突帶來一絲罕有的光明。透過人蔘，他見到為鄉村的人提供經濟前景，以及利用森林更明智的方式。「人蔘是生存者。」他說：「如果世界上有一種植物難以滅絕，那就是人蔘。」他視這種植物的沉睡行為，為一種在逆境中求生的方式。在鄉人為自己的森林伐木數年後，弗烈德在散步時找到一株高度及腰的老人蔘，已經有70年的壽命了。「根上有70條刻痕了。它可能在土裡已經藏了四十年，每十年才冒出地面一次。我敢說，在地裡有更多人們沒發現的人蔘。」

弗烈德關於人蔘捐客的故事，幾乎和他那些響尾蛇的故事一樣嚇人。當海茲還是個孩子，當地的人蔘與毛皮捐客是老傢伙尼勒，他是一個小個子男人，滿頭油膩的灰髮。他幾乎看不見了，但仍是一個狠角色，知道「如何剝了你的皮」。

尼勒住在像一個小型店面那樣大小的房間裡，生活中只有購買皮毛與人蔘這件事。他會把手放在捕獸人帶來的毛皮上，上下摸一陣後，一定能找到理由把價格壓下來：「我覺得裡面有小石頭沒弄乾淨。」他會拉高了嗓門嘀咕。

尼勒每年都出差不多相同的價格，「你走進店裡，把人蔘放在一

個老舊的燻香腸秤上，事情就這樣定了。」沒得商量，賣不賣就隨便你了。

垂釣者之家（Anglers Roost）是一家運動用品店，目前卻成了全州最大的人蔘掮客之一，它是一種老傢伙尼勒的現代版。弗烈德說這家店欺騙那些在狩獵時順便挖蔘的人，他們習慣在買彈藥和裝備的店直接把蔘賣掉。基本上，他們是以人蔘支付了整個狩獵季的開銷。

這正是50多歲的湯姆‧卡特的寫照，他住在垂釣者之家附近。人蔘對卡特意義重大；他和一干兄弟們一起在叔叔的山上小屋裡，學會了採人蔘的知識和技巧。他們在天剛亮就帶著一包餅乾出發，一直到夜晚降臨才回到家。他說，他挖的人蔘可以裝滿好幾卡車了。卡特以採蔘的錢買上學的衣服，當時他已讀過了所有可以找到關於人蔘的資料，了解滿洲蔘多麼稀有。（他記得1985年亞洲蔘的價格：一磅一千二百四十美元）他和兄弟以前常常鑽研地形圖，標示新人蔘叢的位置。他們知道所有附近郡裡的人蔘叢，甚至越州到香儂杜哈谷。卡特提到九莖人蔘，漿果有腎豆那麼大。但現在他一年只挖1至2次蔘，夠付他在狩獵季的支出即可。

這一季他甚至可能完全不進到森林裡，他的時間被家中廚房的翻修工程以及礦場十二小時的班給占滿了。「我真希望自己有時間。」他告訴我。

弗烈德和我喋喋不休地在他的門廊談了大半個下午後，他帶我到森林裡挖蔘。大部分的人蔘莖都已經消失，樹幹又濕又暗，地面上是黃葉織成的毯子。為了伐木站管理計畫，弗烈德停下腳步，開始砍除

毒長春藤在樹幹上層所織就的毛毛厚袍。我的眼睛忙著逡巡著地面，心中滿懷希望。截至目前爲止，我已經出來找了5回人蔘，覺得自己的眼力，也該看得出人蔘葉叢了。但每一次我以爲自己找到什麼，結果卻是樹木幼苗，或是毒長春藤。

弗烈德的運氣也沒好到哪裡去。「幾週前，這裡還有很多人蔘叢，」他說。陰鬱的天空開始下起小雨。

我們回到一株早先前經過的白楊樹下，弗烈德再一次檢查地面，找到了我們要找的東西。當第一株三莖蔘出現，其他的也陸陸續續現身。半個小時內，我們挖了5株人蔘。以這個速度，一天可以生產上百塊人蔘根。對於一趟林中散步而言，成績不惡，但也不算挖到金礦。

夕陽西下之前，我開上4線道，來到查爾斯敦外圍的一個賽馬場。我看著場邊一排排傾斜的座椅，以及潮濕的圓形跑道，不斷想著人蔘是一種賭注的說法。

究竟是什麼力量，讓人蔘在如弗烈德與喬治這樣的人的生活中，成爲某種「三合一」？首先，有些故事可以回溯到波恩時代，代代相傳至今。再者，對於金錢的期望，提升了這些故事的吸引力。

最後，人們喜歡這一類在原生森林裡發現善於躲藏神祕植物。但是要讓賭注換成現金，人蔘得依賴另一群人——惡名昭彰的掮客。

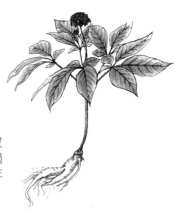

Chapter 6
跳一首人蔘波卡舞曲

夜幕快速降臨，在泥濘的路上走過，一個年輕人，在木杖的上方，帶著錫桶、背包、鋤頭和十字鎬，挖人蔘！經過當地的旅人描述，所有的空地上都長滿了巨大的野草！年輕人，以始終未減的速度挖人蔘！

——作者未知，明尼蘇答政治家，1859年5月27日

　　在我拜訪弗烈德‧海茲的隔天，我的手接觸過毒長春藤的部位全部在發癢。採蔘人稱毒長春藤是一種「職業災害」。我以一種變態的驕傲，不停搔著自己的皮膚。

　　這是我在西維吉尼亞州的最後一天，我和湯姆‧庫克（Tom Cook）有約，他是個人蔘捐客，也是垂釣者之家的老闆。

　　我根本不可能直接找到庫克，但是通過一連串的電話留言，我們約好在他本州東部的山間，位於撒姆斯市（Summersville）的店裡碰頭。捐客比採蔘人更神祕，我接觸的第一個捐客，在我問起他和多少採蔘人合作時，立刻保持沉默。「我沒算過。」他說。

　　他們雖然守口如瓶，卻還是採蔘人依賴實現夢想的媒介，可以幫他們把人蔘變成現金。二者的關係像是吵吵鬧鬧的婚姻，有一段漫長的歷史。這些企業行號的名字，表現出這段大雜燴的歷史：羅氏皮毛與草藥、白氏兄弟毛皮與人蔘公司、彩虹回收與草藥公司。這些拼湊

補丁的名字，是拉菲陶神父在蒙特婁的發現後，整個世紀的貿易網絡發展的遺跡。當時人蔘的國際貿易規模，可以和毛皮的貿易匹敵，吸引了包括美國的第一位百萬富翁約翰·雅各·阿斯特（John Jacob Astor）等各種仲介人。在美國第一艘航向遠東的中國皇后號的報導出現後，阿斯特對於採蔘人的興趣與期望大幅增加。

皇后號在1784年初出航，新生的美利堅尚未與亞洲建立任何貿易協定或諮商管道，和歐洲也幾乎沒有。沒有任何美國船隻曾越過非洲最南的尖岬。那個冬天是在記憶中最冷的寒冬，有六週的時間，船隻被困在紐約的碼頭，等著冰雪融化。幾個世代的殖民者都透過英國人，把人蔘賣到中國去。

美國人對廣東期望甚深。當時西方人對中國文化的著迷正值頂峰，豬尾巴髮型、瓷器和絲的風潮橫掃歐洲與美洲。西方人特別為中

轟動一時的貿易品

1750年代，因為法國商販賣給廣東商人不當的乾燥烤焦人蔘，廣東人拒絕再買加拿大人蔘，法國的人蔘貿易從五十萬法郎一下子掉到幾乎是零。

英國的殖民者急著要補足供應的缺口，但是美國獨立戰爭截斷了他們與遠東的貿易近十年的時間，而且不確定可以再度開啟。此時，美國兩個資本家雇了一艘以速度取勝的小型銅底船，命名為中國皇后號，重新裝備進行遠東之旅。他們投資了十二萬美元，大約是附屬於英國運輸的10倍價格，以人蔘作為主要載物，當船隻運載到廣東時，引起一時的轟動。

國人在植物治療的長期經驗所著迷。美國資本家在思考應該裝載什麼貨物才能造成轟動後，替以速度取勝的小型銅頂船——中國皇后號的主人選擇了人蔘。

船上的醫生在賓州以及維吉尼亞州的山區一連串上上下下狂熱的搜尋，賣力找來超過三十噸的美洲蔘，幾乎抬高了那一季的蔘價。2月22日，皇后號終於離開紐約港。那天剛好是喬治‧華盛頓的生日，因而被視為好兆頭。

事實上，皇后號不是當季唯一裝載人蔘的船，它有個競爭者哈里特號（Harriet），一艘來自波士頓南方希格罕（Hingham）的單桅帆船。哈里特號起步較快，1783年12月就裝滿人蔘，啟航往中國出發。在好望角，它遇上熟悉東印度的老練英國商人，很驚訝地發現有紐約競爭者出現。為了粉碎這次挑戰，英國人以雙倍的價格就地買下所有貨物。船長獲利豐富，卻失去了出名的機會，把榮耀讓給皇后號。

1784年8月，皇后號在廣東港塢外下錨，並轟出宏亮的13響禮炮。其他來自法國、英國、丹麥與荷蘭的縱帆船紛紛回應，以排槍射擊表示歡迎。葛林船長在他的航海日誌上寫著，皇后號「在這些海域上，有榮幸升起第一面北美大陸的旗幟。」

雖然事先計畫過，船長和船員仍是在幾乎盲目的情況下闖進亞洲。皇后號仍需要法國船隻的領航，才能航過爪哇與蘇門答臘之間滿佈暗礁的海峽，而且船東也忘了為廣東海關人員準備致意的禮物。

不過，皇后號仍然得到在塞滿了五顏六色的船隻與較小型貨船的廣東港口卸貨的許可。工作人員拉出裝滿人蔘的筒子，引來甲板上一

陣驚呼。皇后號的船員之一後來曾得意洋洋地說，他們創下「單次運抵中國市場最大量人蔘」的紀錄。一位廣東藝術家將皇后號畫成全景畫，記下了這一幕。廣東人向美國人保證，歡迎他們回來。皇后號回紐約後，獲利豐富的故事在報上出現，傳遍了整個大西洋岸，甚至在美國國會通過憲法之前，即因為皇后號旅程的相關消息，通過一條決議，表示「美國人民首度與中國建立直接貿易關係，對此成功表達特別的致意。」人蔘至此成為企業家的致富之源。

當代美國最重要的企業家約翰·雅各·艾斯特，對此事反應熱切。艾斯特在1784年的冬天來到美國，當中國皇后號在紐約港等著融冰後進行它的破冰之旅，艾斯特也在海岸線一艘國內線的客輪統艙內，等待著冰塊消失後進入沙比克灣（Chesapeak Bay）。

他帶著樂器以及樂譜從歐洲來，到紐約不久，就以精明生意人的身分安定下來。（艾斯特離開德國的家人後，先去探望他在倫敦的兄弟，然後才到巴爾的摩。）

有些資料來源指出艾斯特在1782年即贊助一趟運送人蔘到中國的船運，但彼時他仍是住在歐洲的一介青少年。兩年內，他在曼哈頓下城即擁有自己的生意，為自己進口的鋼琴、長笛、黑管以及小提琴絃刊登廣告宣傳。之後他擴大投資，為了新產品旅遊蒙特婁。

到了1790年代末期，艾斯特開始試探中國貿易市場，在其他商人的船上買空間，送了三千三百磅人蔘，和一些水獺、河狸與狐狸的毛皮，運到中國去。有些人說，在他壟斷美國毛皮貿易前，曾在一次人蔘出口任務中，賺了五萬五千美元。艾斯特的岸對岸貿易站網路，最

後為美國毛皮公司創造了直接的太平洋航線，他手下的掮客則逐漸因為枉視法律以及詐騙美洲原住民而惡名昭彰。無論如何，毛皮貿易因為他的購買網絡以及對人蔘出口的掌握，一直順利進行至二十世紀。

今日能與艾斯特相提並論的人之一，就在垂釣者之家裡。這是專為喜愛戶外活動的人開設的大型超市，在西維吉尼亞州有一些折扣店，其購物中心的外觀，和沃爾瑪一樣大，「我們收購人蔘和北美黃蓮」的標誌就立在建築物的正面。

購物中心裡擺著熱衷現代戶外運動的消費者會想擁有的任何東西，一進門就是站立的灰熊、狼、河狸和鹿的標本，擺成要和人握手的姿態。在牠們後面延伸一貨架又一貨架的獵弓、來福槍與散彈槍，也有好幾排的瞄準鏡和救生衣、彈夾和迷彩工具箱、獵物袋，高科技涉水裝備上附帶溫度計和其他顯示氣候的儀器。你可以在這裡買到專業釣具、金屬陷阱、模擬火雞叫聲和氣味的哨子，以及清理槍膛的全套設備。釣具部門從釣竿到船應有盡有，也可以申請打獵、釣魚或採蔘的許可證。狩獵完畢後你還可以來坐坐，邊玩西洋棋邊交易你袋中的東西。

我拜訪的那天早晨，店主的兒子給了我一杯咖啡，並指示我走向店面最前排暫時性的小隔間，感覺像是離巨大的展示間幾步之遙的拖車。

在最後一間，湯姆・庫克坐在書桌前，身上穿著沙棕色的襯衫、森林綠的袖口，右肩有一個槍托的補丁──典型戶外運動者的形象，只是多了攜帶型傳呼機。他有一種不拘小節卻輕鬆易掌控大局的氣質。和我說話的時候，他不停地動著，用沒有點火的香煙敲著桌面，眼睛逡巡著我後面的零售樓面。兒女以及兒孫女的照片列掛在牆上，旁邊

是激勵人心的幽默諺語。在他的公布欄上掛了一條野生人蔘，多皺的頸部超過4吋長，上面釘一張手寫的條子，指出這是58年老蔘，來自採蔘人的贈予。

「我們是山地人。」庫克說：「有些人想稱我們是登山家，見鬼了，我們是山地人。」下一分鐘，他告訴我來自阿帕拉契山區的人不管到到紐約或印地安那州，都會留意人蔘。他說，在阿帕拉契人指導之前，住在那些地方的居民，都不是好的採蔘人。

「山地人在五月和六月捕土撥鼠，六月到七月釣魚，十月捉松鼠。」而在夏秋季節轉換之際，他採蔘。

十年前湯姆‧庫克開始將採蔘定位為一種消遣娛樂：「在狩獵季之間，可以上山到森林裡去的一個藉口。」這種把焦點放在運動的方式，適合他的生意，而且可以轉移採蔘人對價格的斤斤計較。（垂釣者之家也收購採蔘人的黑升麻、野生韭蔥和木苔）當價格的爭議出現，垂釣者之家將名聲建立在電子秤上，精確至每二百五十磅誤差零點零三盎司。庫克會親自告訴你整包購物袋的精確重量。

如果其他的掮客提供一個稍微好一些的價格，庫克會說那是偷天換日的手法：「如果他可以騙你一盎司，他當然可以每一磅多付你十五塊錢。」

垂釣者之家的店東也是從當採蔘人起家。他從父親那裡學，他的父親是一個伐木工，也是老練的採蔘人，能與朋友鑽進森林裡，整個禮拜到處挖蔘。

最後，庫克家附近的一座農場，被他們以採蔘掙來的錢買下來。

他的父親會在斜坡上上下下巡查，研讀地景中關於地質與木材的蛛絲馬跡。如果他看到一株胡桃樹或是某一種露出地面的石頭，他會走向那個目標。他教導湯姆的方式，是讓他站在山丘的底部，並且在湯姆朝斜坡往上走時指揮他：「他會揮手示意我往左往右，像是在指揮獵犬一樣。最後我總會走向那株人蔘。」然後父親教他如何把人蔘賣給希爾斯布洛夫（Hillsborough）的雜貨店。當時幾乎沒有掮客在州的這一區開店做買賣，最常見的是像維吉尼亞州西奧古斯塔的F.G.哈米爾頓這樣的巡迴購蔘人，他從1940年代開始購蔘，是人蔘掮客心目中活生生的傳奇，現在已經90多歲了。

「當時，哈米爾頓就等於市場，他經手大部分的東部人蔘，數量很龐大。」庫克在書桌上敲著香煙。「老天，他現在還在買人蔘！他已經看不清楚了，寫支票還得拿放大鏡…不過他不會退休，也不會死。」他再度用香煙敲桌子。

湯姆・庫克20多歲開始買毛皮，同時也開始人蔘交易。他像哈米爾頓一樣，巡迴旅行於藍脊山一帶。有一次他在維吉尼亞州的史貝瑞市（Sperryville）的汽水站買了一塊重二十九盎司的人蔘。

幾十年來，庫克追蹤人蔘收成與價格波動等細節，以圖表記下郡內人蔘的數量日漸減少的軌跡。他以曲線圖畫下人蔘收成量與某些事物的關係：人蔘重量、降雨量、溫度以及挖掘地點，其他還包括如捕獲鹿的數量、失業率，以及毛皮狩獵的收獲量等。

雖然他承認自己這張圖表不科學，也沒有明顯的關聯性，但至少是嚴謹確實的。他一度假設人蔘的收成量將與失業率成正比（人們將

以採蔘補償失去的薪酬收入），卻發現當煤礦公司遣散員工，工人會直接搬到工作機會較多的州去討生活。

但是人蔘產量和當地的鹿群數量也許有關聯性：當鹿的數量增加，牠們將人蔘株嚼食殆盡，讓採蔘人更難找到人蔘。

庫克發現在某些特別的地區，毛皮的品質和人蔘有明顯的關係。他說，生產高品質毛皮的地區，同時也生產品質最佳的人蔘。

但對於庫克而言，造成他所稱的人蔘「衰退曲線」，最主要的因素是地區性的掮客網絡逐漸消失。當一位掮客過世，採蔘人將失去一個熟悉的接觸，有時甚至因此失去採蔘的興致。庫克的重點是，沒有人類掮客所組成的中間通路，人蔘無處可去。不論弗烈德‧海茲喜不喜歡，掮客填補了供應鍊中的深溝，人蔘無法自行完成。不論海茲或庫克都不認為人蔘會滅絕，但他們都擔心人蔘文化——關於森林中野生人蔘的知識和學問等代代相傳的知識，可能會消失。

在離開垂釣者之家前，我提出想看一看人蔘儲藏室的要求。我在心中描繪的，是高度戒備的金庫、絆倒人的鐵絲以及水泥的景象。但庫克猶豫了。

「你有證明文件嗎？」一時之間，我以為他在開玩笑——我們才剛在一起談了一個小時！「如果我不是個混蛋…」我拿出皮夾，從裡面抽出駕照。

我們走過展示間，排隊等著結帳的人目送我們經過。我在他後面走過槍枝櫃台，穿過長長一排致命的武器，進入一個陳列更多來福槍的房間，然後進入另一個煤渣磚砌的庫房，停在一個拳頭大的掛鎖前

面。這個鎖需要兩隻鑰匙才能打開。

　　庫克向我解釋道，所有追蹤人蔘根、重量和失業率與其他因素關係的圖表，皆在垂釣者之家失火時付之一炬。事實上，垂釣者之家失火兩次，上一次是在我來訪的三個月前，原因是人為縱火。這解釋了掮客的內心深處，為何煎熬著對犯罪的恐懼。

　　我們進入一個15×20英呎的煤渣磚房中，庫克讓房間儘可能防火。除了對面角落3個棕色的大桶，以及附掛了一個LED螢幕的工業用地磅，房間裡空盪盪的。

　　那些容量三百磅的桶裡，裝了大約價值兩萬美元的乾燥人蔘，沒有特別的程序，只經過仔細的清潔與乾燥。如果裝滿整個房間，這裡大約可以存上價值二十五萬美元的貨物，等著庫克大量賣給紐約的大盤商，或是自己直接出口。州督察員定期來檢查人蔘、秤重，也許帶走一點樣本。如果庫克直接出口，他得準備符合瀕臨絕種物種協定要求的國際文件，然後把人蔘運到費城，從那裡離開美國，和丹尼爾‧波恩那批潮濕的人蔘走相同的路線，空運到香港。

　　我們的聲音在水泥牆上響起回音。庫克從一個打開的桶中拿出一個裝滿人蔘的午餐紙袋，倒了一小把在電子秤上。LED上的數字顯示0.12，即二盎司。他打量了一下：「大約三十美元。」如果整個紙袋都裝滿人蔘，大約值一百五十美元。

　　那個秋天，在整個北美大部分的地區，人蔘成百萬被送進庫房，就像在垂釣者之家的情況。從喬治亞州北部到明尼蘇答州的密西西比河西岸，採蔘人被動員到森林去採蔘。雖然他們有好幾千人，而且每

野生採蔘人組織地下化

從來沒有人組成野生採蔘人協會,而把人蔘當農作物栽培的威斯康辛、安大略、西北太平洋、紐約、西維吉尼亞,甚至澳洲都有相關的農人組織。然而採集野生人蔘是一種地下的團體組織,不再像19世紀當美國人走進自然裡找尋藥用植物以求生計時,存在於公眾的認知雷達中。

年大約有一千八百萬美元的產值(至少以合法管道而言),一般人很難找到他們。

《華爾騰湖》出版沒多久後的一個秋季,亨利‧大衛‧梭羅旅行至維蒙特,遇到一些採蔘和挖升麻的人。他寫到布雷托波羅(Brattleboro)附近的山:「每個早晨霧氣籠罩山頂。」而女人們以採掘與販售人蔘、蛇根草(Aristolochia serpentaria,是一種補藥)與美洲黃蓮(Coptis trifolia,一種苦味的根,在新英格蘭用來治療兒童鵝口瘡),掙零用錢或日常的花用。

一百年後,威廉‧拉斯(William Lass)繼梭羅的腳步,找尋這塊土地上的人如何從自然中掙錢維生的證據。在1960年代,拉斯是孟卡托州立大學的歷史學教授,大約距離明尼亞波利市一小時半的車程,他偶然發現了人蔘熱爆發的蹤跡。拉斯一向注意能向學生解釋歷史過程的物件,有一天他來到歐斯曼父子公司位於孟卡托的辦公室,這是一家向捕獸人收購毛皮的公司。他向經理荷曼‧歐斯曼商借一些

毛皮，好向學生解釋明尼蘇達一度曾有的毛皮產業。

在這個小店後面的房間裡，他們談起毛皮，以及歐斯曼從1930年代就開始向捕獸人購買人蔘的歷史。歐斯曼的父親崛起於愛荷華州，在孟卡托、伊利諾州和紐約都有分公司，出口皮毛與人蔘至歐洲和遠東。

不久後，拉斯開始研究本州、達科塔州，以及溫尼巴戈族印第安人（Winnebago）的歷史，因此讀到幾張舊報紙，裡面的文章提到明尼蘇達令人印象深刻的人蔘熱。他被這幾篇文章所吸引，一頭鑽進去繼續研究，翻遍大森林區（Big Woods）附近城鎮的舊日誌以及週刊，終於完整重現這段被正式歷史忽略的故事。

在1850年代，孟卡托是明尼蘇達河上的一個小鎮，從這個鎮的邊緣，明尼蘇達的大森林區向北延伸了100哩，上溯至密西西比河上的聖克勞德，並向東延伸到聖十字河上的羅許城（Rush City）。組成茂密森林的樹種，北部主要是菩堤樹、糖楓、榆樹以及橡樹，而南部的兩條河流之間，主要是橡樹與針葉樹。彼時尚未建立明尼蘇答州，新來的移民占據鎮上的土地或農地，這片森林對他們而言仍然陌生。後來土地信託政策失敗了，州的經濟一落千丈。

1858年秋天，3個人來到大森林區的邊緣尋找人蔘。在森林南界的聖彼德市，據說來自維吉尼亞州的普雷特（Col.B.F.Pratt）雇用當地人進行森林搜尋人蔘。據了解，普雷特和「東部的某一位重量級的巫毒醫生」有接觸。

與此同時，在明尼亞波利市附近的威薩塔（Wayzata），來自愛荷華的基爾頓兄弟開始收購風乾人蔘，不久就有人蔘船抵達費城出口商

人的船塢。上船的人蔘，包裝上的明尼蘇達原產地的標誌被弄髒到無法辨讀，顯然動手的人不想讓人分享這個發現。

1859年5月，報紙報導當地前一年的人蔘產量達一萬美元（以2004年的幣值而言是二十一萬美元），秘密曝光了。幾乎是即刻，大量的人幾乎即刻潮湧進聖彼德附近的森林挖人蔘。到了當月底，採蔘人宣稱可以掙到一天五美元（折算目前的情況，約等於一天超過一百美元）。根據明尼蘇達人報紙的報導，基爾頓兄弟之一從維吉尼亞出現，帶著大筆鈔票。新的人蔘乾燥設備在華盛頓湖上，以失業人福音的姿態兜售。「這些挖掘行動，比派克峰的淘金熱，更確定能帶來金子」（指在科羅拉多發現黃金，後來很快發現無開採價值的事件。）

在大森林區的北緣，更多神祕的維吉尼亞人出現了。有一天晚上，兩個男人在洛克福問起附近是否有人蔘。第二天早上，當地人帶了一塊蔘給其中的年長者，他是一位穿著考究的紳士，名字是羅伯特‧布蘭。布蘭明快地表示，願意付好價格買任何像這樣的人蔘。

傳單在公路邊與城裡的街角到處出現，表示願意高價購買人蔘。來自明尼亞波利的馬車一車車載著人和工具，前往大森林區去採蔘。人群從威斯康辛以及更遠處出現，熱潮形成了。

1859年6月初，每日先鋒報與民主報報導城鎮勞動人口短缺，人力都流到森林去了。酒吧間成了廢墟，尤克牌戲和撲克牌失去了魅力，甚至釣魚、獵鴨、政治與宗教，現在都成了少有人從事的罕見興趣。

每一個在聖彼得市無法一天掙三塊錢的人，都到森林去採蔘了。當地刊物「紅翼衛哨」（Red Wing Sentinel）的頭條是：人蔘熱。

1859年明尼蘇達人蔘熱

西元1859年代，如果你站在明尼蘇達的森林中瞇著眼睛看，將看到人群跪在樹叢下翻找的一幕，很像當時在中國東北森林中發生的情況。就像在滿州，明尼蘇達採蔘人一早就帶著袋子和人字鋤進森林裡，一直工作到袋子裝滿了，或到日漸西山為止再回家。

當時人蔘日產量達二十至三十磅是很常見的情況，有時候可以到五十磅。也像在滿州的情況，有些明尼蘇達的採蔘人絕望地在森林中迷途，其他人則抱怨被掮客剝削，他們一磅人蔘才付八分錢，卻在清潔與乾燥手續後，轉手就以9至10倍的價格賣出。人力都到森林，酒吧城成了廢墟，不論年輕與年長、顯貴與平民、謹慎或孤僻的人，都只為這個字激動——人蔘。

在查菲爾德（Chatfield），有一些居民靠著採蔘，一週可以掙到一百美元。明尼蘇達一躍成為人蔘生產的前線。

大森林區附近的人，視人蔘為天賜之物。明尼蘇達人報刊登與人蔘相關的詩，孟卡托鎮以人蔘的名義辦了一場慶祝舞會。這場慶典的公告上說，舞會可以讓採蔘人從「蚊子叮咬或挖掘球根的辛苦中分心，輕鬆地用腳趾彈點地板」。

在鎮上的活動中心，一棟位於河流附近大街上的隔板建築，我可以想像那一幕：夏日最長的一個白晝，跳舞的群眾追著熟悉的音樂節拍，跳起新譜的人蔘波卡舞曲。

但是音樂很快就淡去了。到了六月底，這股小景氣已經熄火。人蔘大量流入出口商在東部的貨棧，速度遠超過市場的吸收能力，造成價格

崩盤。然而，這次的狂歡節仍然幫助了許多人贖回抵押、購買雜貨。

連續三年，整個州的人蔘出口量，占全美的一半以上。在聖保羅，有時一週就輸出二十五噸的人蔘。雖然類似的狂熱不曾重燃，然而人蔘熱的餘溫延燒至1860年初。1861年，當地主要的採蔘人是明尼蘇達河西岸的蘇族和溫尼貝戈人（Winnebago），以及由農場男孩與主婦組成的較小規模採蔘隊伍，他們以人蔘貼補家用。

1865年，明尼蘇達立法通過「保存與保護人蔘生長法案」，它可能是美國首度針對採蔘設立季節限制。法令規定採蔘期在5月1日至8月1日之間，其他時間採蔘則構成輕罪，罰鍰最高可達一百美元。這條法令的目的，是確保東岸的貿易商，未來可以依賴明尼蘇達高品質人蔘穩定的供應。但是在三十年內，明尼蘇達野生人蔘仍然接近耗竭。

到了1890年代，經歷五十九年人蔘熱的老人，生起懷舊的鄉愁，刊登在《法里博共和黨報》（*Faribault Republican*）和《賴特郡共和黨報》（*Wright County Republican*）上的文章，憶起人蔘拯救了明尼蘇達的舊時光。

「讓1859年的事件變得獨特的，」拉斯告訴我：「是它在明尼蘇達經濟崩毀之際發生的事，那時連不可能到森林裡挖蔘的人也到林中採蔘了。」

在拉斯為州歷史期刊撰寫的文章中，他稱明尼蘇達人蔘熱是一段傳奇的插曲，協助開拓先鋒安然渡過艱難的時光。

「你是否發現，」他慢慢補充道：「美國政府在某方面其實鼓勵人蔘製品？」

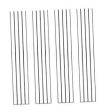

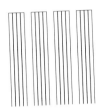

就在一週前，他與某
林裡採集野生人蔘的

掮客已謝世。荷曼‧
蔘產量減少。在他死
至孫麥可‧歐斯曼擁
茲（Cedar Rapids）
臺時，他們放棄了野
女書工作，讓人蔘不
生意內容，可不是計

現在歌曲、詩韻與
發了慶典與塑像：
。馬鈴薯節到處都
下的渴望氣息，是
波利的記者賈瑞‧

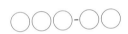

竊賊，那些堅持舊傳統的人——

把人蔘一手又一手的傳過去

組成供應鍊的人了解

它將往何處去，以什麼價格

直到最終到達

世界的彼端

它將被磨成粉塵

被混入藥劑中

讓長者再度回春

　　其中有關藥劑與年輕不老藥的祕密，不是那麼適合植物現代化的觀念。也許人蔘是一種向古人看齊的養生方式，這首歌的內容，是描述一位長髮、杞人憂天的長者，渴望離開他在北喬治亞山丘上的棚屋，回到密西西比三角洲的過程。但他苦惱著自己永遠回不了家，因為他的車票，就依明年夏天他的人蔘收穫量而訂。這首歌由資深音樂家諾曼‧布拉克唱出，歌詞混合了恐懼、希望與渴求。在美國，這些希望似乎都起源於中國皇后號帶回來的故事。當她載著貴重的茶、絲與瓷器回到紐約，皇后號付給投資者25%的可觀利潤，同時也釀成了自己的遺憾：當下一年她回到中國，歐洲船視她為競爭者。在廣東，當地商船的仲介者撒姆爾‧蕭，將發現葛林船長到處散播關於他的粗鄙謠言。蕭要求與格林決鬥，然而依中國的法律，決鬥被視為謀殺，處罰則是絞刑。之後皇后號被賣掉並且由新買主重新命名，並於1791

年沉沒於都柏林灣中。

然而，這些事實都不能令這艘船凱旋的航程失色，這趟旅程激勵了阿斯特和其他人蔘商販。

目前最大人蔘的商販，部分集中在威斯康辛，其中包括蘇氏人蔘，那是全國半野生蔘最大的交易商，也是野生蔘的主要買主。這家公司起步於1970年代，到了1994年，已經經手全美出口亞洲人蔘1/3的量。我打電話給他們的時候，行銷部負責人說他們剛剛出了一艘蔘船到亞洲，預計這個秋季還會再派一艘。他說我可以在十月來訪，屆時創辦人蘇保羅將自中國回來。蘇目前正在中國積極爭取經銷權。

因此我繼續探究人蔘與金錢的魅力。

我見到威廉·拉斯介紹的那位明尼蘇達探蔘朋友喬治·史克梅林（George Schmeling）。他出生於密西西比河的西岸，紅翼鎮下游約兩小時車程的地方。在河上的岩石峭壁，父親教會他探蔘。然後他搬家，在更北的地方工作，二十年來忘記關於人蔘的事。最後史克梅林終於搬回孟卡托，有一個秋季他和妹夫一起到森林裡，回到他成長的那片峭壁，他的記憶回來了。史克梅林在那裡挖到人蔘，也在附近的其他森林、明尼蘇達河谷以及榆木下，找到大人蔘。

他不僅在向北的坡上找到人蔘，在向東、向西、向南的坡都找到人蔘。他在西北方嫂嫂家附近的橡樹下也找到人蔘，本來沒有人期望那裡還有人蔘。那種情況，就像在積滿灰塵的祖傳遺物堆裡，找到了舊硬幣。

現在史克梅林會仔細思考人蔘生長的地方，以及人蔘頸皺紋的原

因。十三年來，他把人蔘賣給同一個掮客，每磅四百二十五美元，較幾年前的最高價五百二十五美元不算差太多。在正常工作的大夜班過後，他經常於清晨時分，在公路邊的森林裡走上好幾個小時，注意森林下層是否有洩露祕密的葉子。

他說：「九月底是最好的時光，人蔘的葉子會變成一種特別的黃色。」

我的心中出現一幅數千採蔘人一起出動，密密麻麻分布在喬治亞州北部，延伸到到明尼蘇達州東部的景象。他們被一個難以形容的共同目標所激勵，這個目標結合了他們孤獨的採蔘時光。像喬治·史克梅林那樣從夜班下班，獨自散步好幾哩的人，一直都關注著那株給予他們的森林漫步意義與音樂的植物。

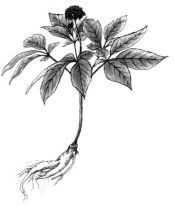

Chapter 7
再談商販

歷史與科學自有其浪漫之處，其生動與迷人的程度，不下於
小說的世界。然而，任何已經講述的故事，皆無法超越人蔘
神祕的歷史。

　　——哈丁《人蔘與其他藥用植物》（*A.R.Harding，*
Ginseng and Other Medicinal Plant），1936年版。

　　在一個乾燥的秋日，美國最大的野生人蔘出口商羅大衛，把我迎進他在曼哈頓的辦公室兼住家。我曾交談過的採蔘人，都視像羅這種占據了人蔘輸送亞洲之路的大盤商為豺狼虎豹，甚至比公路旁的小規模買家更糟。

　　大盤商販把人蔘堆進庫房，船運到亞洲，大部分在曾歡迎過中國皇后號相同港口的附近幾百哩內登陸。國家公園管理員說大掮客控制人蔘市場，就像APEC操控壟斷石油市場。他們可能提高收購價格，吸引數千採蔘人到森林裡挖蔘，然後突然壓低價格，逼使採蔘人低價拋售手中的人蔘，或是勒緊褲帶等下一年再賣。

　　在大部分人心中，交易商的形象，大概就像老傢伙尼勒那樣，瞇著眼盯著你的人蔘，想辦法占取你應得的利益。當然，交易商自己的說法大不相同。例如北卡羅萊納頂尖的掮客雷‧柏克利，他將自己形容為一個長期受苦的中間人，得摸著一連串難搞的困難過日子，幫生

產者把產品送到市場上。

「像我這樣的人，是被兩頭擠壓的中間人。」柏克利說。「這個生意有趣的部分在森林中。」他交易人蔘的二十五個年頭（他從高中畢業就進入這一行），柏克利平安撐過幾次產業的劇變。一開始他像大家一樣，把人蔘賣給紐約的毛皮商人，當毛皮業沒落，他必需拼湊出新的貿易接點。目前中國的進出口商都繞過這些舊式的紐約掮客，世界縮小了。不過提醒你，這不是一個輕鬆的世界，而是一個過度擁擠的小家族。柏克利的競爭者，主要是卻洛奇人的庫存，他們不受州法律與稅制的管束，因此掮客可以付稍高的價格。然後是韓國的買家，他們會在採蔘季以非常高昂的價格到市場掃貨，購買小量的新鮮人蔘，因為這符合他們的利基市場，但卻讓採蔘人對價格產生非常不切實際的期待，柏克利得設法把價格導回正軌。

當然人蔘交易也受到官僚制度的影響。柏克利的家鄉距離田納西州的州界只有5英哩，但是因為田納西的人蔘季比北卡羅萊納提早一個月開始，柏克利失去了可以在幾哩路外買人蔘的一個月空窗期。州巡查員來到他的辦公室，飛快檢閱他的文件（他需要來自州農業局所核可的文件，他的人蔘才能離開北卡羅萊納州到各地販售），而像戴維‧庫克以及鮑伯‧波依弗這樣的增設執行官，想將半野生人蔘提高蔘價的想法，讓採蔘人覺得迷惑。對柏克利而言，這一類論調，聽起來像是官僚急切想讓煙草產業的從業農人轉業，政府好從龐大的津貼中抽身，對於農人的風險很高。「憤世嫉俗地說──我經常如此，」柏克利說：「這讓政府的執行官放下了肩上的大石，卻扛到農人的肩上。」

市場鍊更高一端的交易商，和柏克利有相同的低調姿態。羅大衛在曼哈頓的列辛頓街一棟簡樸的磚屋迎接我，身上穿著全白的T恤、黑色短褲，以及低筒的白運動襪與球鞋。他有幾絲灰髮，但是圓臉顯得年輕，爽朗的笑聲讓我想到艾德‧魏恩在「歡樂滿人間」中飄浮在房子裡時的笑聲。羅大衛並未擺架子。

　　「此刻，」他說：「採蔘正在進行中。」

　　靠近門的大型水族箱裡的燈，是一樓僅有的黯淡照明。他邀我來到位於地下層的辦公室。我們走下樓梯，我第一眼就看到樓梯邊有個秤，上頭有個兩呎見方的大箱子，郵戳來自維吉尼亞鄉下。然後我注意到，14只裝滿人蔘的棕色桶子擠在牆邊，總共約一千四百磅，我估算約值五十萬美元。

　　它們看起來很像巨大的冰淇淋筒，和垂釣者之家的桶子相像，但數量如此多，遮蔽了後方的書桌與桌燈。書桌上塞滿了文件和筆記本，牆邊巨大的平面電腦螢幕以及精緻的立體聲系統，是房間中僅有兩件看起來新潮的東西。羅把他的黑色辦公椅推給我，自己坐在較小的椅子上。

　　我們談話的時候，他經常靠後躺、點煙、撈出支票本、在記事本中查數字，以及噓聲要門外吠叫的達克斯獵犬安靜下來。

　　羅出生於廣州（從前稱廣東），在香港長大。他與美洲蔘交手的經驗超過二十五年，稱此為「死胡同生意」。種植栽培蔘的農人已經開始受到殺蟲劑高價的打擊，而野生蔘的採蔘人也發現供應量越來越少。當羅在1970年代中期開始收購野生蔘時，香港的人蔘等級協會幾乎每

週舉辦拍賣會，他一次可以賣出8或10個百磅裝的大桶，有時甚至到20桶，或是一週二千磅。現在，即使美國對人蔘產品的需求量增加了，逐漸減少的人蔘採收量，以及亞洲需求的改變轉移，香港一年難得辦3次拍賣會。

然而，每年秋天羅仍會開上四至六週的車，穿越野生人蔘採收的郡，收購一整年的庫存。羅第一次的旅程起於1976年4月，過程仍歷歷在目：他從賓州的威廉斯港出發，向南走過西維吉尼亞州、維吉尼亞州和北卡羅萊納州，然後向西繞過田納西州、肯塔基州、密蘇里州、愛荷華州和威斯康辛州。整個旅程持續兩個月，對一個20多歲的廣東化學家而言，他需要舌燦蓮花的溝通技巧，才能向老派人如隱居在香儂杜哈谷附近山上的F.G.哈米爾頓這一類人，證明自己值得信賴。

羅記得他靠著助手席上的一張地圖，開過維吉尼亞的小路，找尋哈米爾頓住處的過程。他從未見過這個人，但他知道哈米爾頓是阿帕拉契山區最大的買家之一，每年握有超過一萬磅的野生人蔘。

這位老光棍住在一幢老房子裡，使用的是鑄鐵製的爐子，生活像個隱士。羅在門口有一小段尷尬的時光，然後被請進屋內。他仍記得自己看見燒火的爐灶，對它古老原始的樣子大為吃驚的印象。

羅告訴我，人蔘交易商在很多方面都失去了舞台，但他們也變得更堅強了。在早期，他的供應商處理包括毛皮、運動用品到雜貨的任何東西。「我的對象是雜貨店或加油站。」他說。他可以在一天內跑遍西維吉尼亞，租小型飛機接觸州裡5至6個點，然後飛回查爾斯敦。不然，他也可能開車前往。

羅的說話方式像即席演講，非常吸引人。有時他會試著以回答，觀察我的反應，試探自己的話聽起來是否合理。整場對話，他不斷在修正自己說過的話。

他拿出一本手寫的筆記本。「去年我們買了大約⋯」他快速翻過頁面：「我總共出口一萬四千磅，你看這裡，」他翻了另一頁：「所有東西都有記錄。」

他並非一開始就是美國最頂尖的人蔘交易商。他在1970年代初來到美國，進入南卡羅萊納大學就讀，主修化學，對現代工業（而非藥用植物）充滿興趣。畢業後進了杜邦，花了七年的時間在提升工作職級。然後他跳槽到聯合化學公司（Allied Chemical），負責甘迺迪機場煤油、PT-4與其他燃油的檢驗。

這不是一個有趣的工作，但可以讓他留在紐約未婚妻的身邊。在機場，羅每天在跑道附近的測試場點火，檢查燃油品質。他會先檢查水分的含量，然後以燃燒的方式測量碳含量。有時，燃料測試的煙翻騰至10層樓高，但他們幾秒鐘即可將之熄滅。每天晚上回家，他的衣服都沾著噴射機燃油。

「我不真那麼喜歡在機場工作，」羅說：「真的很無聊。」

因此在1970年代中期，當一位熟人從香港打電話給他，請他辭職並加入人蔘的生意，羅仔細考慮了一下。當時，紐約毛皮商人在人蔘貿易上仍有一席之地，他們以老派的方式處理事情，以郵政或電話做生意。羅對人蔘一竅不通，但看起來這門生意，比在機場放火要有趣得多了。

當他開始交易人蔘，事情很令人興奮。

「在好日子，我買八千磅。」他說：「一天內，野生人蔘。」

羅是幾個率先使用電傳機接收香港訂單的人之一。（他的某些客人仍然喜歡使用電傳機，因為可以自動確認回條，傳真機則不見得有此功能）1975年，他收到一封來自香港的電傳：「大衛，出去市場掃貨。」

「所以我真的出去市場掃貨。我所需要做的，只是沿著29街向西區第一座世貿中心的舊址走。」他說：「一路上有3個賣人蔘的店，我在其他人起床前走進去。」

他進入第一家店，問他們有多少存貨。五千磅？他在心中快速盤算了一下。然後他停下來喝一杯咖啡，走進下一個店，買下所有存貨。

幾個小時內，羅買了八千磅。當時，市場仍能吸收這樣的買賣規模。他的父親在香港買賣人蔘，但他以前從未留心，因此大衛仍有很多事情要學。有時他沒掌握好購買時間，或是把船運搞砸了。他以手指敲著嘴唇，嘲笑自己年輕時的糗事。

「人都會犯愚蠢的錯，不是嗎？我常常賠掉幾千美元，不過因為市場景氣，還能撐下去。」

他說他有競爭者而非敵人。當然，他認識威斯康辛的大人物蘇保羅。「他是我的競爭者，當然。」羅說：「我從76年就認識他了！不不，我想是1978年，他剛開店。78年。」

「所以這個圈子很小………」

「不！」他說：「那時候有許多人蔘買家，比現在多得多，多到讓

你吃驚！許多人都已經不在了。」在70年代，他可以向超過200個供應商買人蔘，但是現在大約只剩50個人了。也就是說，在美國對人蔘的胃納增加的年代，捎客的數量卻逐漸變少了。美國似乎從人蔘供應者變成消費者，就像中國的情況。美國消費者購買亞洲蔘與美洲蔘的製品，亞洲蔘進口自中國、南韓與香港。2004年第一季，美國進口近十五萬七千公斤的亞洲蔘，比出口蔘的數量還多。但是美洲栽培蔘價格較高，因此此地尚無人嘗試種植亞洲蔘。

在1990年供應量爆增後，栽培蔘的市場如此低迷，幾乎讓人覺得有罪惡感。他見到農業用品的價格上升以及栽培蔘價格下滑，將一些農人淘汰出局，為此責怪官僚主義。例如，FPA禁用的某些殺蟲劑，在加拿大仍可使用，因此加拿大農人可以獲得幾乎是威斯康辛農人的2倍利潤。羅告訴我一位他認識了二十年的農人的故事。這位農人種了5英畝的人蔘，計算殺蟲劑、肥料以及勞務，每一畝人蔘需要花費四萬美金的成本，因此他總共投資了二十萬美金，大部分來自銀行借貸。但是那一年潮濕的氣候損傷了人蔘根，他的總收成只有二百磅，僅是正常收成量的一小部分。這位農人處於破產邊緣，債務壓得他喘不過氣來。他抱怨著要對農化產品公司提出訴訟。

「當他收下我的支票時，他老淚縱橫。」羅說：「兩桶半，那就是全部了。」

他們站在田邊，在木頭棚架陰影覆蓋不到的地方，看著桶子，然後看著對方。然後他們將桶子扛到羅租來的小卡車後面。

「我們不知道該說什麼，」羅說：「我向他買人蔘前前後後二十

年，這種混帳事卻發生了。今年會是他栽種人蔘的最後一年了。」

「這樣的交易很辛苦，」他承認：「你走進去，農人開價，而你不想討價還價。但是就算你知道自己多付了幾塊錢，甚至十幾塊錢，還是…那麼令人難過。這個數字太小了，根本不能解決他的問題！你知道我的意思嗎？」

羅在他桌上的一堆文件裡翻找，找出一本支票本，上面有去年開出去的支票存根。他仔細翻頁，每一張上方都有註記數字。「我付給他二千美元，一整年的收入。」他很快地說：「真的很悲慘，不是嗎？」

羅對目前的人蔘交易，有兩個主要的抨擊點，第一個問題與中國有關。當他說「問題」，我以為他指的是中國課徵鉅額的人蔘進口關稅，在中國加入世界貿易組織後，這層關稅應當調降。

「問題不在關稅，問題是傾銷。」羅說。

假設全世界僅需要100雙鞋，如果全世界的製造商謹守這個數字，那麼每個人都可以維持生計。問題是中國會製造1000雙鞋。

「為什麼他們要製造1000雙鞋？」他問。

「也許當中國內部的生產量穩定後………」我說。

「不，中國不會穩定，」他強調：「中國只會擴張，因為即使是不合理的低價，他們仍能賺錢。不多，不過還有利潤，就像加拿大人一樣。」

這是他第二個抨擊的對象：加拿大人生產了太多栽培蔘，幾年前已經超過美國的總生產量。（加拿大禁止採集野生人蔘。）加拿大農

民種植的栽培蔘，數量較以前擴張了10倍，每年超過五百萬磅。羅說，美國農人只能怪自己。他談起1980年代中期在加拿大召開的一次會議，引起加拿大人對人蔘太大的興趣。羅說，那場會議啓發了超過200個加拿大農民改種人蔘，而威斯康辛人把種子賣給他們。

「那場加拿大的混帳會議！這是他們犯過最大的錯誤！因爲在當時，加拿大農民也都處在痛苦之中。煙草農民蒙受損失，此時，救星出現了。」加拿大煙草農民擁有土地與資金，也有設備。把他們變成人蔘競爭者，等於是在自找麻煩。

「這是最大的錯誤，」他重複，一邊大搖其頭。「幾個自以爲聰明的人，賣了人蔘種籽給他們。我記得當時我在一個停車場，讀到『一百美元一磅，人蔘種籽，現金交易。一萬美元購買一包人蔘種籽。』我親眼看到這一則廣告！我也認識買家和賣家。」他的表現彷彿親眼見到毒品交易搞砸，卻束手無策。

「這是很糟的買賣，我告訴你，」他終於說：「如果我能存活到最後…」他找尋正確的字眼：「見到這個行業結束，我會很驚訝！」

我分不出其中有多少是他放的煙幕彈，多少是眞心的，聽起來似乎二者兼具。

離開羅的辦公室後，我在阿斯特廣場站等待上城的6路電車。站在鐵軌邊，我瞪著牆上有趣的現代藝術瓷磚畫：「阿斯特」這個字以綠色字母拼成的，在字間有巨大的囓齒動物咬著植物的圖案。我走近一看，從平坦的尾巴看出這些囓齒動物是河狸。這面牆紀念了約翰‧雅各‧阿斯特鉅大的財富與力量的卑微來源。我走到月台的另一側，所

有的磁磚都有相同的河狸，沒看到任一塊磁磚紀念阿斯特財富的另一項來源—人蔘。

美洲蔘出口到中國市場的行動持續進行中，歐洲的航運仲介試著哄騙到亞洲蔘的樣品，以評估競爭者的市場。交易加溫後，美國商人也加入戰局，並試著規避廣東人的獨占市場。他們探問廣東港塢附近的商家，找尋願意向獨家供應商之外的賣家購蔘的店東，這個行動讓蔘等級協會進一步與願意守規矩的英國人靠攏。為了報復，美國人削減船運費率，暗中破壞英國人的茶葉與其他物資的生意。

人蔘貿易持續磨練人們避開官僚，以及癱瘓競爭者的能力。1947年，席爾‧楊克是一位10多歲的美國軍人，在韓國服役，他在那裡遇到一位維吉尼亞州人，韓國人曾雇用他重建政府的農業獨占體系，重點目標是煙草與人蔘。楊克在肯塔基州從未挖過人蔘，他第一次看見

人蔘勝過水果酒

　　人蔘最早的商販之一威廉‧畢爾德，一個維吉尼亞的貴族與賭徒。十八世紀初期他在倫敦學法律，在與皇家學會的會面過程中，激起了對人蔘的興趣，稱其為「植物之王」，宣稱它可以改善各種疾病症狀。他在信中稱人蔘「給予血液不尋常的活力與熱度，並且提振精神，效果超越任何其他的水果酒。」（這位畢爾德也曾以無名氏的身分印行小冊子，宣傳煙草抗瘟疫的健康效益）畢爾德並制止人蔘是一種春藥的說法，對於被曲解的人蔘，他有一種健康理性的觀點。他曾告誡大眾，應對人蔘建立嚴謹的真相與公共認知。

人蔘叢是在韓國，周邊圍繞著巡邏的瞭望塔台，每個塔上都配備架好的自動步槍。他很快學會人蔘就是金錢。

楊克在那裡的第一年，韓國人蔘賣到上海等地。毛澤東關閉了中國的對外貿易。爲了早期的生育控制，毛也明確表示不鼓勵食用人蔘，但就算是毛澤東也無法扼殺市場。

「毛關閉港口，我們就把全部的貨送到香港去。」楊克告訴我：「價格和數量都沒有任何縮減。」然而，這個轉變的確在香港形成美洲蔘進口的實際壟斷。幾十年來，所有的美洲蔘通過香港來到大陸，然後消失在市場上。

1966年，香港政府設立辦公室監看華盛頓公約指定的瀕臨危險的物種。華盛頓公約是一個國際性的協議，管制瀕臨絕種的動植物交易，美國蔘名列其中的觀察名單。香港的農業與森林部門開始追蹤人蔘流向，但是對於一個15人組成的團隊而言，僅是每年一萬五千件進出口許可，已經是鉅額的工作量。

在另一方面，挑戰仍然可觀。

香港在1997年回歸中國統治，在半自主的情況下實施所謂的「一國兩制」。中國直接擁抱國際貿易，人蔘流動於世界的通道改變了。有時，評估野生人蔘流向的唯一方式，似乎是將合法的許可與世界留在後面，淌入混水中一探究竟。

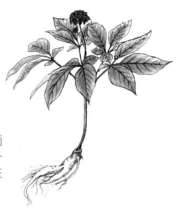

Chapter 8
此路不通與亡命之徒

我找了兩季，找到一塊野生的山人蔘，這是醫生視爲稀有而
珍貴的東西，賣掉它，就夠我和歐姆小姐舒舒服服地過上一
年了。沒想到在賣的時候我被捕了，人蔘被沒收，我比以往
更覺得深受打擊，消沉了很久。
　　　　　　　　　　　——傑克・倫敦，《夾克》，1914年

　　有一晚我在大煙山國家公園稍事休息，看著夕陽的光芒與陰影拂
過葉片。我走在一位公園管理員後面，盯住他塞在右臀口袋裡的槍，
跟著他走進低垂夕陽的餘暉中。陽光流淌過樹幹的高處，閃在我們前
方的黃色地面上。他停下來轉過頭，在那一刻，我不確定我們是在追
蹤一株植物，或是一個罪犯。我們繼續前進，然後又停下來，用目光
搜索地面。

　　人蔘在犯罪案件中並不罕見。有時它是不在場證明，偶爾成爲動
機，通常都是受害者。遠在拉菲陶那個「我發現了！」的天啓時刻，
讓美洲蔘變成貿易大熱門之前，中國的盜獵者就膽敢從皇帝的森林偷
竊亞洲蔘，國際貿易更爲走私和犯罪開闢嶄新的地平線，目前野生人
蔘的黑市至少跨越3洲，2000年初國際野生物貿易研究委員會暗中派
遣探員調查歐洲的藥房，在他們拜訪位於法國、比利時、德國、荷蘭
與英國的150家藥局，接近1/3的店家都非法販售人蔘及其他即將瀕臨

絕種的物種。

　　該機構向主管當局透露消息，其後發動的拘捕行動，在這5個國家都查獲走私品。其中在布魯塞爾的一個搜索網，在3個亞洲雜貨店搜索到人蔘和虎骨膏。

　　目前西伯利亞擁有現今全世界最可觀的野生人蔘叢（不要和所謂的「西伯利亞人蔘」混淆，那是刺五加（Eleutherococcus senticosus），和人蔘一點關係也沒有），在海蔘威附近的黑市上，人蔘價格可以賣到每公斤二萬五千美元（大約每磅一萬一千三百六十四美元），每年大約五千萬美元的野生人蔘，透過死氣沉沉的邊界小鎮如馬可博（Markovo）和波塔伏卡（Poltavka），或是從奧加（Olga）和特內（Terney）等小港口，以船運走私到中國北方。

　　一個公開的調查發現，雖然每個小鎮只有2至3名走私客，後面卻有許多同夥。例如在丘吉延夫卡（Chuguyevka），鎮上超過一半的勞動人口，從走私非法人蔘獲利。俄國探員曾在1990年滲透進一個犯罪組織，也發現人蔘、老虎皮與熊內臟的非法交易者。野生亞洲蔘經過北方邊界滲入中國，野生美洲蔘則從南方大量湧入。

　　1890年代，紐約報紙描述大煙山脈一段與人蔘有關的騙局，報案的舊金山與香港人蔘商人，指控詐騙者將人蔘以偷天換日的手法換成鉛，以增加重量牟利。大部分的時候，美國的人蔘犯罪通常較具地域性，種蔘人最擔心的是像偷雞查理這種鄰人的盜探。

　　從新英格蘭以下，每個人都害怕自己的人蔘被竊，但有些地區的人顯然更重隱私。鮑伯‧波依弗認為紐約州人蔘盜探的情況較南部州

走私人蔘

　　關於走私人蔘的犯罪案件並不罕見。香港報紙偶爾描述人蔘走私至大陸數量增加的情況，或報導島上的人蔘劫案。有一個案子主角是一位香港裝潢師父，他穿上醫生白袍，從一個診所帶走人蔘以及燕窩、魚翅和干貝。稍後他在附近的一個洗手間被捕，同時起出價值十萬美元的藥草與海鮮。在南韓，有一個男人因為偷竊並食用了一條他人的150年老蔘，被拘禁並且罰款二萬一千美元。人蔘在美國也有很多犯罪的過往。

不嚴重，他聽說在南方的公園如大煙山，人蔘常被挖走。波依弗主張防止盜採的最佳方式，是以放路標、架圍籬等方式，昭告所有鄰居你種了人蔘，讓偷獵者不能主張他們不知道那是私有物。

　　在阿帕拉契山區，沒有人會建議這個方式。在北卡羅萊納州的西部，如果你告訴鄰居自己種了人蔘，你最好同時架個監視器，因為你的人蔘會突然消失。農業顧問珍妮‧戴維斯（Jeanine Davis）表示，阿帕拉契的種蔘人，有絕佳的理由保持隱密。戴維斯在北卡羅萊納西部的管區，是發生人蔘盜竊事件的熱門地點。

　　戴維斯是一位高大而慷慨的女性，她的笑聲宏亮，談話完全沒有南方腔調。在來到北卡羅萊納當農業顧問之前，她曾住過伊利諾州、肯塔基州、紐約州、費城市郊，以及西北太洋州。然而，以上的地區都不能幫助她為新職做好準備。

　　「北卡羅萊納西部有時幾乎像個不同的國家，」她說：「當我開始

進入這個產業，我真是天真地不可思議。」

當戴維斯來到卡羅萊納西部靠近艾許維爾的農業實驗站工作，她是這一帶第一位女性公務員，而且已經懷孕好幾個月了。戴維斯的前任曾組織一個人蔘計畫，因此戴維斯的初期計畫之一，就包括辦理一場人蔘研究會。她像波依弗一樣，相信提升認知可以解決如盜獵這一類的問題。（這一類的信念，是增設執行官的特徵）

對於她的人蔘研討會計畫，當地人都很感興趣，但是他們來詢問細節時，卻都遮遮掩掩的，而且沒有人希望資訊寄到他們的家。戴維斯很驚訝人們與她保持那麼遙遠的距離，這種偏執是一種普遍現象。

人們不希望家族或鄰居知道他們了解任何關於人蔘的事。有個男人低聲請求戴維斯將關於人蔘的小冊子寄到兩個郡以外的一個地址，因為他不希望郵差知道他接觸過與人蔘有關的事。當戴維斯拍攝他的人蔘叢做為教育宣導用，她得剪掉任何可以猜出當地位置的風景特徵。

在北卡羅萊納山丘，人蔘盜竊是一種運動。人蔘是大無畏者的獎賞，受害者沒有追索權。採蔘人警告戴維斯，不要信任警察會去追查盜蔘人。

戴維斯考慮到此，判斷問題來自執法單位對人蔘盜竊的問題缺乏了解。因此她致電轄區的律師，讓對方了解人蔘不只是野生植物，它是一種有價值的作物，和農民的乳牛一樣需要法律保護。她指出，只要所有人立下圍籬，相關法律可以讓人蔘偷竊成為一項重罪。

州檢查官也準備好要依戴維斯的計畫，教育警員關於人蔘的價值。然而，當地種蔘人發現這件事，卻請求她住手。他們堅持有太多

警長與議員都與偷獵者有關係。

「對我而言，這真是震撼教育。」戴維斯說。她描述自己在北卡羅萊納的第一年，是她學習「所有關於人蔘的文化」的時候。她一樣一樣學習人們用來嚇阻偷獵者的發明：有人在他的土地上停了一部小拖車，讓收音機在車裡面開著，並且在外面拉晒衣繩，只為了製造有人在家的錯覺。其他人用盒子假裝監視器，有人拴大狗或可以定時放射的槍，以嚇阻偷獵者。有些人投資在無線科技上，門上的感應器在門鍊被剪斷時會警示，警鈴裝置會在家中響起閃燈，或是鈴聲大作。

「對某些人而言，去森林裡採集野生人蔘，就像是釣魚、狩獵或打高爾夫。」戴維斯說：「是這裡日常生活的一部分。」

卡羅萊納西部的人視人蔘為天賜的權利。如果你在他人的土地上看見人蔘，你可以請求對方的許可後採蔘；但如果沒有地主，你就不需請求許可。律師羅斯・麥克連（Russ McLean）在此執業超過二十五年，他看過許多外來者買下山地做為退休後的房屋。他表示，現在很難知道山丘地的主人是誰了，更艱難的問題則是向不在場的地主請求採蔘許可。

從前國家公園的盜蔘情況也大同小異，但現在聯邦政府了解人蔘是有價值的，公園主管機關想要自己留下來。「這個為國家公園增光的自然資源，是許多人想要挖掘與販賣的物產。」麥克連認為公園管理員過度熱衷於相關懲罰，在某個程度而言的歷史，那些採蔘人只是過他們的正常生活而已，他們的傳統較任何國家公園久遠。

大煙山脈國家公園跨立在北卡羅萊納與田納西州的州界上，有南

阿帕拉契最高的山峰。這裡獨特的風光、茂密的原始森林、多元分歧的健行路線，讓它成為美國境內遊人最多的國家公園。雙溪自然資源中心位於公園的北緣，是田納西州界內一幢孤立的圓木森林小屋，它的公共休息室裡有鑲板和鐵製的椅子，上面以麥克筆寫了執勤表以及名字，外牆懸掛白色的捕蝶網。這是公園植物學家珍妮‧洛克（Janet Rock）工作的地方，也是她打擊犯罪的地點。

雙溪自然資源中心裡，有一座為日漸瀕臨絕種的植物而設的實驗室。在那裡，人蔘常常被放進樓下的冰庫，那裡等於是植物的太平間。管理員從盜採者手中沒收植物，人蔘被當作犯罪偵察證據，就像海洛因在毒品案的角色，由洛克託管。為了避免引誘犯罪，她將人蔘收藏在不易見到之處。

洛克身穿森林綠的寬鬆長褲以及灰綠襯衫，上面有公園管理處的肩章。她的頭髮齊至鎖骨，眼睛深藍。從她首度來此上大學，她就愛上大煙山，並已在此工作超過二十年，但人們仍不認為她是當地人。

1991年，洛克開始全職監看稀有植物，並注意到人蔘非法盜採的情況。大約在那時，雙溪開始從管理員手中拿到向盜蔘人沒收的人蔘。洛克和她的主管發現，研究這些沒收的證據，是一種推估人蔘產量與總體健康情況的方式。他們發現非法人蔘採收的數量急速上升，決定敲響警鐘。1993年，位於公園南端深溪的管理員，連續破獲了兩件盜採案，主嫌是兩群人，他們深入公園全力採蔘，每一群人都挖出約十四磅的人蔘，遠過一般盜蔘者只挖10幾條人蔘的業餘水準。

約在此時，洛克與其他同事向公園的執法大隊簡報瀕臨絕種植物

的數量。洛克展示人蔘盜採統計圖與植物統計資料，向執法大隊指出，類似的模式也出現在黑升麻、野生韭蔥、木苔甚至毛茛，這些植物在國家公園內皆被盜採。她表示，依目前的盜採數字來看，這些植物將在幾十年內，將在廣闊的公園中絕跡。

在深溪的兩次破獲行動，讓轄區管理員約翰‧加里森（John Garrison）對此簡報印象極為深刻。加里森曾參與「大煙山行動」（Operation Smokey），這是一個耗時三年的祕密工作，目的在剷除熊內臟交易的黑市。（大煙山的黑熊被獵捕的原因，主要是牠們的膽囊，在亞洲市場一付可以喊價到三千美元。大煙山行動破獲368隻被屠殺的熊殘骸，犯罪行為橫跨3州。）現在洛克告訴加里森，相同的威脅對準公園的珍稀植物。

她結束簡報後，加里森與其他警官驚訝地呆坐在椅子上，驚訝於這個巨大而複雜的市場，竟涉及國家公園。

珍妮‧洛克的小屋位於公園西南邊，北卡羅萊納布里森（Bryson）市外圍，深溪的位置則在公園的另一頭。布里森市外圍一條離鎮的小路邊，有一塊標語寫著「此通不通」。如果你問鎮上的人，他們會告訴你，這個牌子代表著對政府的指控。

在十月初，布里森市一片寂靜，夏天的旅遊人潮與活動皆已遠颺，大街上的生活再度歸於正常。烤肉餐廳只有幾個客人，大部分都是常客。餐廳外面的電話亭上張貼著手寫的傳單，上面畫著人蔘的圖案，寫著有人會付好價格收購。傳單上沒有寫姓名，但寫著你可以在每週五下午的列斯特運動用品店找到他。我走到同一條街的列斯特過

動用品店，停下來問一個蓄鬍的魁梧男人，是否購蔘人只在週五出現。他說：「是。」

「和去年同一個人嗎？」

「嗯。」

「他會在附近待到什麼時候？」

「每個禮拜來，直到季節結束吧，我猜。」

此時他臉上的表情告訴我，我的問題超過一般人可以好奇的範圍了。當地人知道他們可以在某些夜裡，在超市的停車場，或是在19街的二手店外接近卻洛奇保留地的地方，看到購蔘人的小卡車。你不需要多問問題，買主也絕口不問人蔘的來源。

深溪的管理員問問題。他們的工作是保護公園以及遊客，包括有時要處理露營者被蛇咬傷的情況，同時也調查公園內的犯罪。深溪站的巡守值勤板上有一張快照，上面是一位管理員站在一株高如聖誕樹的大麻前。「我會沒收它。」照片說明如此寫道。不久前，在公園的偏僻地點種植大麻，仍是主要的賺錢事業。在公園全區的空照圖上，幫派立樁圍標出大麻園的情況清楚可見。

「這個公園以前有很多大麻。」拉蒙·布朗（Lamon Brown）說。但在1990年早期，「空中巡邏隊重重打擊了大型的大麻園。我們銷毀了很多大麻，目前只有小型或室內種植了。」近來，人蔘盜採的犯罪情況，比種植大麻廣泛得多。

拉蒙臉上有一叢山羊鬍，在剃光的頭上戴著大煙山公園管理員的帽子。但是他看起來仍然太孩子氣，難以想像他使出鐵腕對付罪犯的

模樣。他一臉平靜無爭地解釋種大麻的人，如何使用衛星定位系統尋找自己的大麻，以及當地的幫派如何從戶外的大麻叢，改在廚房爐子上小型實驗讓大麻「加快生長」的方式，但後者成本要高得多了。

拉蒙說，違法者以公園作為藏身之所的情況很普遍，就像警政部門收到報案有人棄車，或離開家庭爭執的場面一樣常見，有時人們只是誤闖進公園。然而，引起騷動的連續爆炸案的嫌疑犯艾瑞克‧魯道夫大規模的搜索行動，焦點在西方30哩的安德魯鎮，FBI從未進入公園搜捕魯道夫，他們很確定他會留在安德魯鎮附近。幾年後一個當地的菜鳥警察，在曼菲斯一家雜貨店的後方發現魯道夫，距離布里森市約一小時。

拉蒙在深溪以南25哩的地方長大。當他還是小男孩，他的祖父帶他到屋後的胡桃樹園，讓他看一叢自己從森林裡移植回來的人蔘。拉蒙了解這種行為有其危險性，如果祖父種蔘的消息傳開，人們可能會潛入院子挖走人蔘。在此後，拉蒙即發展出辨別出人蔘的眼力。

我和拉蒙從森林深處的深溪站，走上一個印地安人開闢的小路，他一路告訴我這些故事。拉蒙帶著一只小背包，裡面裝著整夜監視所需的工具：偽裝的迷彩夾克、雨衣、震動探測裝置、夜視鏡、起訴書。我們腳下有一層乾葉子，讓我們走起路來，活像是廣播的靜電干擾。一開始我們走在低窪的沼澤左側，之後路面慢慢變高。

「他們喜歡在這一帶打獵採蔘。」拉蒙說。他經常獨自來此監視，但今晚有我與他同行。

拉蒙了解盜採者的想法。在人蔘葉完全消失前的最後幾天，盜蔘

人倉促地到處去採集一磅蔘，賣個二、三百美元，當成聖誕節的獎金。他們最喜歡薄暮時刻，光線仍然足夠辨認植物，但又不致於招惹他人的注意。認真的盜蔘人會深入公園，幹上好幾天活兒，然後在袋子裡藏十五或二十磅人蔘走出去。

為了避免在小路上和管理員撞個正著，他們會壓低身子埋伏，直到下午三、四點才走到小徑盡頭，在預先約定的地點和接應的人碰面。安排接應的周密程度，不遜銀行搶案逃亡時的規劃：兩方同時到達指定地點、停車、上車，然後揚長而去。拉蒙追蹤過足夠多的案件，知道盜採人非常喜愛這個遊戲。

他對於這些人喜歡花上一整天在森林裡挖蔘，能夠感同身受：「你知道，這個季節的森林真的很美，」他說：「而且如果週末可以賺上一百美元，那是一種獎勵。」

距離他打算駐紮的地區還有一段路，拉蒙停下來拿出一個小型筒子，看起來像是綁在營柱上的小丙烷筒。這是一個測震儀，可以早期警告地面的震動，用來插在小徑的地面上，柱子本身就是感應器，連腳步的震動都可以感應得到。小筒子將震動轉換成聲音訊號，直接傳送到拉蒙皮帶上的接收器上。如果有人從小徑上走過，它讓拉蒙有三或四分鐘的時間反應。拉蒙將棒子藏在一截掉落的樹枝與葉片下面，機器傳出嗶聲。拉蒙要我在小徑上走上50碼，然後走回來。這一次，單調的聲音變成「嗚嗚嗚」。

他調校好測震設備的感應裝置，然後我們走回山丘，離開小徑，想找一個可以舒舒服服坐上大半個晚上的地方。對某些人而言，管理

員花時間捉這些盜採植物的人，真是浪費納稅人的錢，畢竟森林中還有比盜採人蔘更暴力的犯罪。

但公園管理處表示，九年來盜採者從公園偷走價值五百三十萬美元的人蔘，而且造成深刻與長期的損失。

拉蒙則從受害者的觀點看待這件事：「人蔘和熊不會寫信抱怨。」

在向晚的天色中，我們艱難地穿越枝葉之間前進，我徒勞地盯著地面找尋人蔘。現在是十月的第一週，大部分的人蔘都已經深埋地底，靠我自己發現人蔘的機會，正在快速消失。我看見黑升麻，但是當我靠近看起來像人蔘的東西，才發現那是五葉地錦。

我們坐在一個可以俯瞰小徑的地點，拉蒙說：「那裡有人蔘。」他盯著人蔘慢慢站起來，帶回一株黃色的二莖人蔘。他憑著空苞與一片黃葉，就發現它的存在。

我們在森林中安頓下來，靜靜地等待著。

幾周前，在相同的天光中，深溪的管理員在觀湖大道（Lakeview Drive）查獲一位盜採者。兩位警官慢慢靠近一部幾乎是停在路中間的車子，一個男人突然抓著一大株四莖人蔘，倉促地奔上河堤。他剛在光天化日之下挖了8株人蔘。一位管理員說她很高興看到還有一些二百五的白目採蔘人。

一般而言，情況比這難得多，管理員必需從最頭開始建立整個案子。在案子和某人扯上關係前，他們必需為懷疑某人盜採人蔘建立合理的論點，而且必需明確陳述原因。管理員搜索公園的路面、注意堤岸，找人蔘開挖後的現場，或是找看起來偷偷摸摸的交通工具。一個

女人駕著小卡車在公園的路上來回逡巡，可能就是等著接盜採人蔘的老公。

以採蔘而言，可疑徵兆通常是一個人的長褲膝蓋部位沾滿泥巴，指甲裡有泥土，並帶著一根磨損的掘土棒。如果某人穿著迷彩褲走出森林，口袋鼓起，神情緊張，這就可能有蹊蹺。警官會問他一些問題，對前後矛盾的答案追根究柢。如果自相矛盾的情況太多，這個人可能被要求掏空口袋或打開背包，接受檢查。如果對方拒絕，警官有權沒收袋子，並申請搜索令，此時警官必需提出足夠的情況證據。如果法官回絕請求，警官必需將袋子還給對方，並就此罷手。

但如果拉蒙盤查某人，還有其他的選擇。首先他必需決定是否將被告帶到警局，或是開一張傳票，請他們稍後在法庭現身。如果他們沒有逃亡之虞─也就是說，他們是當地人而且有正當工作─他們會收到傳票，並在具結後獲釋。

拘捕為警官帶來一系列的工作。拘捕的警官必需處理證據，這可能意味著開車帶著沒收的人蔘開上55哩的路，穿越公園去找珍妮・洛克，向布里森市的美國法院辦公室檢查官簡報。

「基本上，你是在教育檢查官關於這個行為的危害。」拉蒙解釋道：「有些執法者慣於起訴強暴與殺人案，他們對幾塊人蔘無動於衷。」警官必需解釋盜採的長期影響，可能造成這種植物的滅絕，形成生態鏈上的一個缺口。檢查官過濾證據，在法庭上提出重點。有時他們會要求在法庭以三角架架起放大的照片，並搭配該地區的地圖。在審問的過程中，拉蒙會在地圖上指出如盤查點、人蔘被發現的位

置、逃逸路線，以及拘捕位置等。

外界幾乎完全靜寂，我們凝神聽著溪流巨大的響聲。拉蒙嚼起一小撮煙草，偶爾小心地將煙草碎末吐在右邊地面上。遠遠傳來可能是廣播的聲音，或是更高音域的聲音，但那或許是我的幻覺。我問拉蒙，他是否聽到什麼聲音。

「你也聽到了？」他悄聲說：「我以為是水聲。」他的耳朵因為感冒而失靈，因此一直轉頭觀察我的反應。他問我是否確定有聽到人的聲音。

「聽起來很像人聲。」我說，想像自己在證人席上重複這一幕的情景。這個聲音聽起來不太明確，像是在幾個房間外傳來的廣播聲。

聲音似乎來自前方山脈的騷動，彷彿有人正走下斜坡。拉蒙認為他們可能穿過我們左方走到小路上，啟動測震儀；或者，他們可能走上下風處的一座木橋。在左邊的上風處，我聽到一陣低沉的嗡嗡聲，可能是人聲。

白晝最後的光芒，爬向白楊與楓樹幹更高的位置。附近的兩棵橡樹幼木，在暮色中投下兩道單薄而垂長的暗影。在這分沉靜中，我看著一片葉子從高處墜落，一直往下、往下、往下，直到接觸地面，總共花了十五秒。不算久。但也只有在此地，才有那麼多時間需要打發的情況下，我會靜靜看著它一路墜落。

我持續聆聽。在沒有任何刺激物的情況下，那聲音幾乎像幻覺。

「這是最好的時光。」拉蒙悄聲說。

十年前，管理員就算捉到現行犯，也不能讓對方認罪。嫌疑犯會

將證據丟入森林深處，或者他們會在被捕之前來到公園的邊界，證明人蔘並非來自公園。因此大煙山的管理員將他們的辦案技術，磨練得遠較公園管理員所需的更精良。他們學會循著盜採者的腳印，也會拓靴印。在下過雨的理想情況下，他們可以一路追著腳印回到人蔘叢。在某一個案件中，他們因此發現人蔘植株被棄置在一個洞口邊，他們拍攝照片，分析土壤的顏色，記下開挖的土壤如何變乾燥，以及顏色變淡的時間變化。他們也製作靴印，不是用老式的石膏，而是顆粒細緻、高品質的牙科用輕石，可以填補靴鞋在地面刻下的任何槽口。

拉蒙仔細觀察我的靴子，我的心中閃過一絲驚疑：我是嫌疑犯嗎？「看起來像這個腳印，」他說：「你看到橡膠脫落的那一部分了嗎，就是這裡。」拉蒙稱我的Vibram鞋底葉片狀的缺口，「完全符合」腳印的情況。

管理員熟悉大煙山廣大的地區，在可能的情況下，同時藉助告密者的力量。其他嫉妒的採蔘人有時會告密，但更常見的告密者，其實是盜蔘者的熟人。「不管你信不信，有時候最好的告密者，是盜採人的妻子或女友。」拉蒙平靜地說。也許盜採人忽略了家人，也許這個女人希望自己的丈夫被捕後，「將因此停止這種蠢事，多待在家裡。」

某天公園管理處接到一通未具名的電話，揭發3個男人（並一一具名）將在某一天下午四點鐘，帶著人蔘通過宏塔納水壩（Fontana Dam）。深溪的管理員對這項資訊持懷疑的看法，但拉蒙和另一位警官一同開車來到水壩，設下監視哨。到了四點一刻，3個男人走過水壩，每個人的袋子都裝了人蔘，總共有十四磅。

黑暗降臨，樹幹溶入灰暗沉重的天幕中。拉蒙拉開袋子的拉鍊，拿出一個看似訂製的雙筒望遠鏡。公園開始夜間巡邏的幾年後，管理員皆配備軍用夜視鏡。拉蒙的這一副配備孔徑變換功能，讓他得以調校光感與焦距。他也有一個紅外線裝置，像一道狹長的手電筒，可以在沒有星星的夜裡增加能見度，讓幾百碼外的香煙火光，像手電筒的光一樣亮。有了這個，即使在深墨般的天色下，警官可以辨認25碼外的人。拉蒙可以不開自己的手電筒，藉對方的手電筒追蹤對方，直到雙方接近至可以拘捕的距離。

　　「你得靠得夠近，越近越好。」拉蒙慢慢地說。「而且試著控制持槍者。」

　　對拉蒙而言，最生動鮮明的案子，是他在公園西緣的宏塔納湖北岸埋伏了四天的那一回。「有人給了我們一條小道消息，」拉蒙說：「有兩個人在森林裡挖人蔘。」告密者說出他們走到湖畔的時間。

　　「我們不知道他們會如何逃逸，究竟會不會使用渡船的服務，或是有船來接他們。因此我們三天來一直守著小徑的盡頭。終於，接應的早晨到了，我們還沒看到人。」

　　「我們發現自己選錯地點，因此在天亮前起床，監視小徑走下湖畔的位置，那是他們接應的地點。天亮後一個小時，我們想著：『我們恐怕遲了一步。』大家開始緊張起來。」

　　他們躡手躡腳來到湖畔，拉蒙的夥伴進入附近的一個木頭掩蔽物中。「他們就在岸上，藏身在一塊大木頭後面，等著船隻來接他們。在一棵樹後面有一個枕頭套，」他一邊指著附近的一棵樹：「大約那

個距離，在他們20呎上方，落葉上有一道清楚的足跡，走向藏枕頭套的樹。枕頭套裡都是人蔘，他們花了一週在採蔘。」

「我們立刻隔離偵訊。我的夥伴在另一處和一個人談，我則和另一個人說：『你不需要告訴我，但是你的夥伴在後面，正在和我的夥伴談話。我們會比對你們的證言，誰告訴我們真相，我們會如實通知檢查官。合作對你有好處。』」

「我的嫌疑犯看著我，告訴我：『你逮到我們了，不是嗎？』」他坐下來寫下經過，就在現場，當場說出祕密。他草草寫下他們進來的時間、他們挖掘的地點，以及每晚露營的地點。同時，拉蒙的同伴卻沒有從另一個男人那裡問到什麼資訊，他是拉蒙的嫌疑犯的妹夫。當妹夫知道這段自白，他痛罵對方，兩人幾乎打起來。管理員收好自白，交給他們強制出庭的傳票，然後讓他們離開。

被告接受陪審團的審問。自白書讓檢察官有信心可以違反野生動物保護法起訴，情節嚴重者甚至可判決監獄服刑。雖然政府的檢查官不打算要求被告入監，野生動物保護法強制被告接受庭審，自白則被做為證物。

拉蒙繼續說：「這兩個男人上了被告席後，我的嫌疑犯說：『我的確說了這些事，』他說：『但我是出於恐懼，所以告訴警官他想聽的話。』然後他的同夥站起來，將一隻手放在聖經上，舉起另一隻手，說：『我不知道那些人蔘是從哪裡來的，那不是我們的，我連人蔘長什麼樣子都不知道。』他坐在那裡說了一大堆謊話。但陪審團相信了，他們獲判無罪。」

「你花了四天的時間待在森林裡，吃花生醬過日子，」拉蒙說：「你幹了一件好事，然後為審判花了一堆工夫準備，許多時間和努力——然後你輸了。這也是遊戲的一部分。」

　　宏塔納湖仍是盜蔘人最喜歡的地點。最典型的情況，是請一個朋友載著盜採人和工具而來，把他們留下，並相約四至五天後回來接應。盜蔘人建立簡單的基地營，健行至北岸森林的深處。這種多天數的冒險行程，可以運出許多磅人蔘。

　　湖的位置，背後有一個意義深刻的背叛敘事，它的歷史比公園更為古老，可追溯至1930年代。當時聯邦政府懷著偉大的計畫來到此地，為了建造公園，政府行使徵用權，和每個家庭協議購買土地。對某些家庭而言，在這個經濟蕭條的黑暗時代，此舉無疑是一種恩惠。

　　他們的土地太陡峭，不適宜農作；他們的小屋在冷風中動搖，而且他們染患結核病和其他疾病。「許多人已經厭倦了在石礫地上討生活。」拉蒙說。住在荒僻小屋中的大部分居民，都很驚訝又很高興拿了錢後離開。

　　在協議中，政府提議將家族墓地遷葬至湖的對面，在公園外更容易到達的地方，或是留在原地，附近設渡船或道路讓家人容易來此祭拜。搬家的家族選擇將墓地留在原處，沿著北岸開一條路上來。水壩建成後水位上升，但是北岸的路將會建起。

　　幾年過去了，但路沒有出現。最後政府在布里森市外建了6哩的道路，然而卻在途中，受阻於開鑿隧道時，所產生的酸性岩石。這種少見的酸性岩被鑿開後，酸性物質會污染附近的小溪，造成蠑螈魚類以

及其他生物的死亡。

　　這個結果讓公園管理處陷入進退兩難的泥沼：完成這條路，將造成公園內野生動物的生態浩劫；不完成則會造成與公園的鄰人的嫌隙。路的計畫動彈不得。

　　賣地給政府的家族，他們的孩子後悔了。他們看到曾是陡峭的杜鵑花叢，現在因為景觀原始，成為退休族購地的熱門選擇。根據拉蒙的說法：「政府拿走曾祖父的土地，每1畝卻只付二十美元，這是公然搶劫。」

　　今日，老農莊的遺跡以及延宕的辯論，讓湖岸的景觀仍然震撼人心。「你幾乎可以看到一些老派人穿著工作褲坐在門廊，炊煙從煙囪囪升起。」有一晚我們開車沿著公園邊緣走，拉蒙這麼說。

　　幾分鐘後他停住卡車，頭燈照著前方一個手寫的大標誌：

　　此路不通，破碎的承諾，1943~？

　　這段歷史也影響當地人對人蔘法規的觀感。

　　在一次針對布里森市以西的郡所做的調查中，大部分採蔘者都覺得政府對採蔘者持有偏見（其中許多是窮人），並且在採蔘執照的相關政策上，立場前後矛盾。典型的評論質疑森林管理處不當使用銷售執照所獲得的基金，未投資在人蔘的保存與復育上。其他人抱怨任意改變規定。這份報告也提到「過去政府的行動，導致當地家庭從祖先的土地撤離」，讓人們更擔心人蔘和其他「與生存、傳統與權利等基本原則」相關的議題。

　　雷‧希克斯是全國知名的短篇小說作家，他的作品多是關於這一

區的故事。

　　他爲傳統寫了一首詩：「我生活在此，研習上帝的創作」。他說，以他80歲的高齡，採蔘仍是和寫小說一樣重要的學習。「我隨著時序生活：整理花園，維修引擎，到森林中採集草藥，以及寫下故事。」

　　對於辯護律師羅斯‧麥克連而言，拉蒙的宏塔納湖監視行動，反應了政府的傲慢。他記得有一個案子，管理處確定擁有自白，因此通知電視公司在法院外面等待拍攝。但羅斯‧麥克連站在另一邊，爲卻洛奇的被告發言。麥克連表示，在整個北卡羅萊納西部或肯塔基州，他比任何律師經手過更多的人蔘訟案。

　　我們在他位於威涅斯市（Waynesville）的辦公室訪談，室內有一座4呎高的正義女神雕塑挺立著，腳踩著一條大蛇。在他黑色皮椅的後方，是狩獵拓印和證書，排列在紅色的牆面上。

　　「他們不曾眞正捉到這兩名印地安人，執法者沒有看到他們犯法。」麥克連談到卻洛奇這個案子。管理人在人蔘叢看到足印，拓下來，然後沒收了3個嫌疑犯的靴子。「他們宣稱這是造成人蔘叢附近足跡的靴子，問題是，黑屋郡一半的人都穿類似的靴子。」

　　一位卻洛奇保留地前任的獵物管理人，和兩個被告被控違反4項狩獵與國家公園規定。他們在1994年4月獲得假釋，五月底審判在布里森市聯邦法庭開庭。陪審團深思熟慮一個小時，判定被告無罪，公園管理處被公開羞辱了。

　　在所有政府努力的背後，麥克連懷疑他們預防任何人從公園財產牟利的欲望。他相信聯邦政府對卻洛奇人在南北戰爭中支持南方聯

盟，至今仍心存妒恨。沒錯，他說：卻洛奇人為南方戰鬥，結果在南北戰爭結束後，輸掉1000畝的土地，比其他族群失去更多。「除了李將軍，他們是唯一因為支持南方聯盟而失去土地的人。」

在他3個客戶無罪獲釋後，麥克連說政府開始使用「染劑」。

在這些案子進行之際，有一天約翰·加里森坐在法庭的後座，看著另一個盜採者被無罪開釋。沮喪的加里森去找北卡羅萊納農業部的生物學家吉米·柯賓（Jim Corbin）。他說：「我們需要讓法庭了解，這些植物絕對出自國家公園。」

以他的生物學背景以及毒品案警長助理的身分，柯賓接下這個挑戰，投入他的車庫實驗室，找出為公園內的人蔘打標記的方式。朋友稱柯賓為半瘋科學家，他一度經營聖誕樹農場，也曾短暫擔任華盛頓紅襪隊的後衛。他參考西岸的野生動物管理部門的執行經驗，打造他的計畫。生物學家在那裡使用埋導線的方式，為蛤蜊做記號。被法警沒收的時候，做了記號的人蔘將是取自公園的鐵證。

柯賓實驗幾種不同的標記方式。他嘗試微金屬辨識晶片，在上面打出納瓦伙語寫成的細字，那是幾年前他在新墨西哥州當傳教士時學會的技術。當晶片注入人蔘中，晶片將只在X光機下現形。這個方式技術上可行，但卻沒有實際用途，公園警察少有X機器。因此柯賓嘗試以明亮的橙色染劑，混入鈣、鎂與金屬和矽砂。當粉末混入鈣與鎂等無機物後，染劑很快就被人蔘吸收，彷彿那是營養成分。

染劑證明很有效，染過的人蔘不僅讓管理員在法庭上可以有實證對抗盜採者，而且人蔘上面的染劑，讓盜採者即使未被舉發，在市場

上也沒有立身之地。就像柯賓說的：「誰會想買一塊看起來像田納西網球的人蔘？」

柯賓幾乎把公園裡所有的人蔘都上了色，辛苦的程度，幾乎可以和種植滿州柳條邊的工程相提並論。整個過程包括找到植物，小心挖出來，在人蔘上噴染劑，然後植回去。柯賓估計他的隊伍踏遍了1400哩的地面，為人蔘做記號。毫無意外地，他認識鮑伯‧波依弗。

當我們健行在靠近公園的斯默克門營地附近的森林，一邊找著人蔘，柯賓提及他在幾年前遇到波依弗，當時兩個人都從事人蔘特性的研究。「鮑伯真的很有野心，」柯賓緩慢地說。我問他是否看過鮑伯的人蔘刺青？他說，鮑伯的身材鍛鍊得很好，喜歡穿太小太緊的衣服，所以刺青當然看得到。

柯賓花了一個夏天在深溪行政區，和拉蒙‧布朗一起工作。每一天，他們在地裡健行15到18哩，掘蔘、染色然後埋回去。這個任務很快地成了人蔘行家的競技場，兩個人都在比賽誰先找到下一叢人蔘。

「這是一個競爭的領域，」柯賓說：「當你在這個任務中加入一點睪丸酮，」柯賓說：「你狂熱地想去採蔘。」

當我問起柯賓，拉蒙只是微笑地說：「和他相處一陣子，你就會發現吉姆是一個幽默的人。」

靠著柯賓的染劑、夜視鏡和齒科的輕石粉，管理員蒐證的裝備越來越精良，公園處與盜採者之間的戰役逐步升級。

「在阿帕拉契南部總是比較緊張。」鄰居對人蔘的狂熱，柯賓認為是一種上癮症狀。「這些人的弱點，就是他們無法忍受其他人得到人

蔘。」他說：「重點是誰取得最大的植物。」

「爲什麼人蔘有如此大的吸引力？」柯賓問：「幹嘛爲了四磅人蔘進聯邦監獄？」

「試著制伏持槍的人。」拉蒙告訴我。目前天色已經完全暗下來，就算有人拿槍在我的面前比劃，我也看不見。但拉蒙說夜視望遠鏡可以派得上用場。

「如果你紋風不動，看到3或4個人拿著獵物走過去，先留意誰拿槍。你不可能一次對付4個，所以，設法制伏拿槍的人，然後你可以建立一個堅實的指控。」

如果你夠幸運，在一喊出「別動，警察」的句子時，馬上就捉住某人的衣領。拉蒙在空中模擬捉人的動作給我看。

「萬一接著發生追逐，如果他在轉角離開了你的視線，」他警告：「人蔘就沒了。他會丟得遠遠地，或者他會設法跑到公園的邊界以外。」

相同的策略也適用於盜蔘者：如果3個男人像一群松雞般散入林中，捉住手上拿袋子的人，他會是跑最快的那一個。誘餌走在前面吸引執法者注意，如果警察出現，跑者馬上開溜。「如果他能躲起來，他會把蔘塞進一段木頭下，上面蓋一些葉子，而且他會以像這樣的雙生樹做記號。」拉蒙指著一棵雙生樹。「接著他會走出來，故意讓你捉他。『你爲什麼逃跑？』『喔，老兄，你剛才嚇著我了。』」

1996年1月，布里森市一個名叫哈洛德‧洛斯的男人試著盜蔘，羅斯‧麥克連則爲他辯護。洛斯以現行犯被捕，手中持有染過的人

蔘。陪審團討論不到四十五分鐘,即判決洛斯有罪,他被判六個月拘禁,二十四個月的緩刑。公園管理員表示,自白和其他幾項因素,讓人蔘盜採的情況減少了。

在某些案例中,政府會請求被告賠償沒收人蔘的執法費用,包括拉蒙‧布朗開車送人蔘到珍妮‧洛克在雙溪植物檔案室的油錢。在那裡,就像她多次做過的,洛克把證據拿到地下室,在電子秤上量出每一塊人蔘的重量,計算它的頸部以估測人蔘的年齡——大部分是五至九年,偶爾可以見到30年的蔘,最老的是48年。如果它們仍能種活,她將人蔘放在冰箱裡,改天種回去。

如果他們已經離土太久,她會把根乾燥了,下次管理員可以用來做教育展示,或是在臥底行動中誘出非法的買家。當然,有可能嫌犯獲釋,在此情況下,人蔘就得歸還,不過這種事至今不曾發生。

從木苔到黑升麻,珍妮‧洛克監看整個公園的稀少植物。她喜歡每一種,但她承認自己最愛人蔘,它總是徘徊在瀕臨絕種名單附近,「它有很多奧祕,」她說:「找到人蔘的興奮難以言喻,而且你有預感會找得到。你看到和人蔘伴生的植物,然後就停下腳步。」

她也幫助柯賓進行人蔘染色的冗長工作,同意人蔘的確為這個工作增加腎上腺素。「我帶著技術人員上路,當他們開始學會辨視人蔘,總是令人很興奮。」她說。她尋找各種型態的人蔘:3片葉子的幼苗,夏天的紅漿果,到秋天淡黃色、葉子光禿禿的四莖人蔘。她也像拉蒙一樣,密切監視人蔘收購價格。

將人蔘重新植回被挖掘的原始地表,可能意味著回到它們被挖出

來的坑洞。有時盜採者會說出確切的地點，讓管理員可以種回原來的位置。其後，被判罪的盜採者會在獄中服刑，然後繼續他的生活。而被偷的人蔘也在幾個月的冰封後，回到自己的地方。

確定自己聽到的只是幻覺，當晚不會捉到任何盜採者，因此拉蒙和我走回卡車。我們沿著公園邊界，環著宏塔納湖邊開車，去看另一個地方。當晚月亮沒有出現，黑暗深靜。他停在路肩，我從卡車的頭燈可以依稀辨出一叢石南花下有一座橋。

「就是這裡，此路不通的另一頭。」拉蒙說，他關掉引擎。「在白天，你可以在大門後面看到隧道的起點。」沒有出口的隧道，這是兩位盜採者被捕的地方。拉蒙描述其中一人跑進森林裡，臨檢，以及整夜守衛現場，直到犯罪證據——兩袋染色的人蔘，在大白天被起出。對拉蒙而言，這意謂著是另一個無眠的夜晚。

「有人就是喜歡這些。」他說。

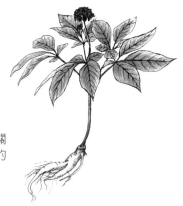

Chapter 9
被馴養的人蔘

如此年齡的植物，可以告訴我們多少過去季節的故事——關於暴風雨、乾旱、森林火災，以及它如何逃避採蔘人巡逡的銳眼的經過。如此壯麗。

—— 瓦爾·哈達奎《森林裡的金塊》（*Val Hardacre，woodland nugget of gold*），1976年。

　　威斯康辛中部的馬拉敦鎮機場，位於一大塊農地之間，四周散落著灰色的圓筒形農倉和池塘，其間零星出現的點點林地，在十月已然轉成美麗的黃色與橙色。黑白相間的乳牛，成了潑灑在仍然鮮綠的牧地上的斑點；又長又直的兩線道路，空盪盪地延伸至視野的盡頭。從這片風景，很難猜出這裡是國內人蔘養殖的中心。但這是不爭的事實：美國人蔘工業以渥梭（Wausau）為中心，根據當地人的說法，這個機場就是為了人蔘工業而建的。馬拉敦市是附近一個安靜的城市，人口不及二千人，卻是美國兩大人蔘出口區之一，擁有最大的經濟栽培人蔘農園。

　　這個郡的卓越表現，歸因於歷史突然轉向，以及某些個人的努力。十九世紀的最後十年，世界已經完全進入工業時代，科學家認為他們可以將人蔘殘餘的野性與不規則的收成情況，變成貿易的動力與經濟的活力。

激進的農業學家著手將人蔘移植到森林之外，像一般農作物的方式成排規律種植。看到逐漸擴大的需求，美國農業部門在1895年發行小冊子，介紹如何種植人蔘，八年後並發行完整的手冊。當二十世紀掀開序幕，被稱爲「人蔘園」的產業在各地崛起。

維吉尼亞州成功養殖人蔘！里奇蒙快報出現這樣的凱歌。以前的舊觀點認爲人蔘無法人工培育，「這種觀念已經被推翻了」。報告上指出，栽培者以一磅三美元的價格（在2004年約等於六十二美元），售出這種新作物。

也許眞正值得注意的，是這件事沒有更早發生。在植物學上，人蔘是一種被子植物，將種籽包在保護的子房中，因此對大多數被子植物而言，再生與繁殖是相對較容易的。目前能開花的被子植物支配了全世界的地表，在歷史上也通常是人類可以攜帶以及馴化的物種。然

人蔘之父史坦東

1880年代，扎爾（J.W. Zahl）在沃楼以西一小時的安提哥農地上，率先實驗栽培人蔘。在紐約州的北方，退休的錫匠喬治‧史坦東（George Stanton）也在進行同樣的作業，他建造木製的遮蔽棚架，並且在農地上耙出規律的行列，便於以現代農田的效率，進行除草和灌水工作。史坦東埋下六千株人蔘根，並且另外播下一萬顆種子，期待他的辛勞會有代價。人蔘存活了，因此他的鄰居跟進。後來，史坦東組織紐約種蔘人協會，這個行動引發了各地的仿效。他寫的文章鼓舞了全國性的人蔘種植熱潮，並因此得到「人蔘之父」的美名。

而人蔘長期以來仍保持野生，它對於棲地條件的要求苛刻，將夢想植蔘的農民，逼迫至難以想像的程度。人蔘種籽必需存放在水族箱使用的砂中，保持濕度至少一年，直到人蔘發芽。然後他們建造遮蔭的結構，將幼苗種在離地的苗床上，確保這種挑剔難侍候的植物，得到正確的排水與通風。

種群生物學家根據植物的生存策略，劃分植物的種類。R群植物如草類，它們的特徵是生長快速，通常生命史短暫，以快速占領新棲地（R是指以繁殖為首要）。另一方面，K族群傾向緩慢生長、生命史長，將能量放在確保原生棲地的生存上（K意謂長期生存的能力，以及棲地較穩固的事實）。人蔘屬於K群植物，它就如一位植物學所說的，需要「非常精確的農業條件才能栽培」。

1901年4月，一位住在俄亥俄州東北農村的青少年瓦爾・哈達奎眺望教室窗外，看見一位鄰人在他的後院敲打一個奇特的結構。稍後男孩問父親，父親告訴他那是為了一個新作物所搭的棚子。「我們這裡稱為蔘，正式的名稱是人蔘。」父親這麼告訴他。

第二天早上，瓦爾停在上學的途中，請求鄰居讓他看看人蔘。他眼前的泥地上還沒長出任何植物，但是形狀神祕的棚子，幾週以來在他心中縈繞不去，瓦爾知道自己也想種殖人蔘。沒多久，他開始在森林中搜索這種價值一美元一磅的植物，對那個年紀的男孩來說，這可是一筆小財。他和一位同行的朋友終於在森林裡發現一株小小的植物，根部只有幾吋長，但是他們非常興奮。「那個六月天，幸運女神對我們搧了一下翅膀。」瓦爾在許多年後回憶道。隨後更多的獵蔘之

旅，他經常跑著回家，給父親看他的獵物。父親仔細檢查植物，對於兒子發現植物的地點，有時顯得相當驚訝。「孩子，這塊根值得上一塊錢。」他說：「柯勒醫生會買下所有的人蔘。」

不久瓦爾即翻遍人蔘狂熱者愛讀的「特殊作物」以及「人蔘期刊」。人蔘買賣的景氣暴增，老派人開始擔憂情況已經「懸在毀滅與過度發展的邊緣」。喬治·史坦東（組織紐約種蔘人協會，寫的文章鼓舞人蔘種植熱潮，有人蔘之父美名。）撰文寫道，「跟風者與貪婪者」，不應該壓垮整個產業。他警告種蔘人不要隨便賣出手上的人蔘種籽。

然而，景氣還是有點失控了。竊賊潛入人蔘園的情況時有所聞，有些人進了監獄。保險公司開始發表人蔘竊盜險的產品，特殊作物期刊發表了一則關於維吉尼亞的人蔘竊賊，在種蔘人設下的電圍籬觸電致死的敘述，他的屍體被曝在野外腐壞，一週後才被埋葬收屍。「他在那裡安息，」種蔘人說道：「而我也能安眠了。我不必再擔心有人會闖進我的人蔘園。」

對哈達奎而言，這種尋寶後來演變成更有意義的東西。在他那沉默寡言的家族裡，人蔘代表了一種聯繫。他的父親在他讀高中時過世，對這個大家庭而言，那是毀滅性的風暴。很快地，兒子發現父親對戶外的精力與沉默的熱情，已經在關於人蔘的談話中傳遞給他。

他很快照顧起自己的人蔘園（白天同時在工廠工作），把週末時間花在森林漫遊、尋找野生人蔘上。哈達奎從不是自然主義者，或是擅長書寫的人；他只是一個平凡公民，擁有強烈的懷疑精神。他逐漸相信，雖然農人親手將人蔘的神祕性帶出森林之外，他們仍然相信這些

神祕。終於，在死亡陰森地逼近之際，他開始敘述起人蔘的故事。

在他80多歲時，他出版了《森林中的金塊》，一本透過人蔘，將世界史與他一生的故事編織在一起的書。當哈達奎寫到他所挖到的那塊60年老蔘，篇章優美如詩。「如此年齡的植物，可以告訴我們多少過去季節的故事，」哈達奎寫道：「如此壯麗。」

栽培蔘不但沒有為人蔘去神祕化，反而更增其他層面的魅力；那就像在一個已經極具魅力的東西上，加上股票市場的刺激與吸引力：人蔘口香糖、人蔘冰淇淋與人蔘牙膏等新的嘗試出現在市場上。

1926年，史上出現波納公司（Wm. J. Boehner&Co）為人蔘進行的最大收購案，然後，出現了大蕭條與全球動盪。1930年代，日本孤立了中國的港口，人蔘貿易終止，美國蔘農逐漸減少。

第二次世界大戰結束、商業復甦後，悲觀的預言家警告種蔘人，他們已經被剝削了。相較於人蔘在香港的售價，美國種蔘人通常拿不到1/7的價格。一位政府農業專家則表示，人蔘不是金礦，農人不應該

史上最大規模人蔘收購案

　　1926年，紐約的為農人的希望設下新的標準。他們向曼哈頓的弗洛姆兄弟公司（Fromms Brother），以十萬七千三百八十八點七五美元購買了一批人蔘，這是史上最大規模的人蔘收購案例。對該公司而言，這筆買賣意謂著每英畝地產值超過一萬六千五百二十一美元。然後，出現了大蕭條與全球動盪。

期待他們的勞力與資金，能得到鉅額的回饋。固執的種蔘人沒把這些話聽進去。

威斯康辛仍是美國境內栽培蔘的最大來源，所有蔘園幾乎都集中在曼哈頓郡。對於人蔘產業，住在這裡的人仍習慣於大手筆的想法，無懼於一路的動盪。在我造訪前幾個月，前曼哈頓蔘農在主流市場推出一罐蘇打飲料Ginseng Rush，成排擺在沃梭的雜貨店櫃子上，企業主並準備將它推展到全國市場上。之後，劣評快速逼公司關門大吉，直至現在。

如果說阿帕拉契的小規模種蔘人有他們自己的氣質，我很快就發現工業級的「大咖」成員，也有他們的不同風格。在我到達威斯康辛的第二天，我很快嘗到被郡內第二大人蔘出口商掃地出門的滋味。他們的廠房在沃梭鎮外幾哩遠，得經過大型的筒型農倉、老舊的農村屋宇以及較新的郊區房屋，來到田野中一條狹窄的路邊。

透過巨大的白色貨棧入口，我可以看到遮掩不住的棕色大桶。我進門的時候，辦公屋傳出空盪盪的回音，一個女人告訴我老闆很忙，不過她陪我走向貨棧，並且叫住一位背向我們、看起來很壯的男人。

他轉身，像熊一樣的肢體語言以及帶著威脅性的沉默，我不可能會錯意。他戴著厚手套，看起來50多歲，像弗洛姆兄弟一樣來自北歐家族。我說自己在寫關於人蔘的報導，問他是否可以提供相關的資訊。

「什麼？沒有。」接著他說：「我沒什麼好說的。」

他朝著貨棧走去。我開車離開時，看見附近的領地標誌上寫著：「如果我不告發你，我的鄰人也會這麼做。」

我在沃梭待了幾天，有一天早上，我在咖啡廳與蔘農蘭迪‧波恩（Randy Brunn）會面。他遲到了，原因是他的卡車前晚因為天氣太冷無法發動。他點了一杯蔘茶，但是女侍說店裡沒賣這項產品。（他每造訪咖啡廳必點蔘茶，但只有1/10的成功機率）。後來他改喝伯爵茶。

　　波恩曾發過兩次「人蔘熱」，第一次是當他還小時，他的祖父常帶他到森林裡挖野生人蔘；後來是成人以後，他誤闖曼哈頓的農作祕密。

　　他在曼哈頓郡外兩小時車程的地方長大，卻從未聽說過人蔘園以及它們的財富。1975年他從大學畢業，搬到郡內就任新職。那個夏天，他開車經過農田，注意到田裡有奇怪的結構體。這些農場看來像溫室與封閉式農場的混合體，在8或9呎高的格子屋頂下，塑膠裡面有東西。枝葉茂盛的植物簇生成一條條長形、沒有間斷的綠色，幾乎看不出和生長稀疏的野生人蔘間有任何相似之處。

　　「我來到鎮上，第一件想知道的事，就是這些野雞飼養場在賣什麼關子。」他說。但那不是野雞飼養場，當地人告訴他那是人蔘園。

　　「那是一群相當封閉的人，像養水貂或種蔓越莓的人一樣保守商業機密。即使在當時，你也聽不到太多關於威斯康辛人蔘的事，而且相關資料幾乎不出現在文獻上，圖書館裡也查不到什麼。」

　　凱撒琳‧平克頓所著的《與銀同輝》（Bright with Silver），寫到關於弗洛姆兄弟和他們的蔘園，這本書至今仍常在郡圖書館被竊，連二手書都可以賣到一百五十美元的高價。蘭迪建議我如果找得到，一定要讀一下。（我的確在康乃迪克當地圖書館的「特別收藏區」找到一本，但我得在館員的監視下翻讀這本書）弗洛姆四兄弟一開始在漢

堡鎮經營水貂與狐狸皮的買賣，國際買家從蘇聯和遠東來此買毛皮，住在渥梭的地標建築裡。吸引國際性的人蔘買家並不難，因此約在1915年，四兄弟在土地上建了人蔘園。

弗洛姆兄弟是有耐心而且井然有序的人，他們修改棚蔭的搭建方式，設計離地的蔘床，改善通風與排水系統。他們在冬天覆蓋住蔘床防寒，並且以某種促進快速發芽的方式照顧種籽。他們雇用家庭主婦與青少年勞力，在數百畝地上工作，並為他們蓋宿舍。

在大蕭條與對中國貿易中斷時，弗洛姆兄弟仍然耐心十足。在戰爭期間，他們儲存收成的人蔘，並以養殖銀狐為業，以此捱過1940年代，等待著世界局勢平復。「在他們大糧倉的地上，人蔘堆得像山一樣高。」蘭迪說，他的思緒緒飄向遠方：「我剛才說到哪裡了？」像弗洛姆兄弟一樣，蘭迪的家族在十九世紀末從德國移民威斯康斯。他的祖父雨果‧辛格豪斯成長於大家庭，而且懂得採蔘。蘭迪大約6歲時，看見祖父的農舍樓上，有一堆沾滿泥巴的人蔘，散在舖滿報紙的地板上。

蘭迪回憶那一幕：「他把所有人蔘擺出來。我問他：『那是什麼？』『這是野生人蔘。』」那堆髒東西看起來像胡蘿蔔、蕪菁或防風草根。當時，他的祖父每年秋季採上幾磅人蔘，每磅可以賣四十或五十美元。他也挖野生的美洲黃蓮。祖父教導他該在森林裡找什麼、如何挖蔘，以及如何將種籽埋回土裡。

長大後，蘭迪忘了這一切，直到他發現曼哈頓郡人蔘園的那一刻。他決定自己種蔘，花了三年時間才弄懂如何進行。他找不到人願

意教他，或是願意賣人蔘種籽給他，因此他請祖父再度教他如何在森林中找蔘。

「我說：『你得帶我去森林裡，告訴我人蔘長什麼樣子。』」

他跟著老人走進森林，聽他不時指出人蔘和美洲黃蓮的位置。回到曼哈敦郡後，蘭迪著手準備他的人蔘園。他在幾畝地上焊出蔽蔭結構，在埋人蔘前重犁了5、6遍地。其他必需了解的玄機，包括農地的歷史，因為同一塊地不可能再長出人蔘。這種植物如此強橫，一次收穫就吸乾了人蔘生長所需的微量營養素。也有蘭迪所謂的「複合式疾病」，原因是人蔘將病傳染給土壤。

沒有人明確知道這種作用如何造成，但即使是十五或二十年後在同一塊地種植人蔘，人蔘可能在前兩年生長良好，卻在第三年開始因根部腐爛而乾枯。當根部腐爛，農人不會馬上發現損失，直到有一天，所有人蔘根在一週內全部變成軟糊狀，上面的葉子和莖看來卻仍健全。這種狀況把曼哈頓郡的農地變成佈雷區。

「沒有人知道這種怪病的原因。」蘭迪說。女侍端來他的茶。「這個產業走到這一步，實在很可惜。」他說，一邊把茶包泡在水裡。

當時，曼哈頓郡感覺上像是世界的中心。像波納這一類的大公司會因為單一的樣品，就下大單訂貨。買家由紐約與中國湧入，蘭迪叫他們「何叔」和姪子「何全」的兩個男人，就可以買下將近一半的收成。當時蘇保羅也正開始擴張期。

每年十月初，傳言已經四散：「何叔要來鎮上了。」

「我們有點緊張，」蘭迪說：「因為他是最受尊敬的購蔘者，每個

人都向何叔鞠躬。」何叔固定坐在當地咖啡廳某一張桌子後面，種蔘人帶來自己的蔘，他會決定每一磅付多少錢。有時種蔘人會利用買家想在週末前搞定買賣，好在週一把人蔘送上貨機的心理，讓買家介入出價戰爭中。當時，飛虎航空一週飛中國3趟。

1980年代中期，連續三年的潮濕氣候，摧毀了人蔘的收成。下一年度，蘭迪和妻子決定除非收購價上揚至三十五美元一磅，否則他們當年度不打算收成人蔘，寧可讓3年蔘在土地裡再等一年。

到了十月中，人蔘需求量突然激增，越過他們設下的價格門檻。他們收成得很晚，幾乎是在十月底，但是出土的人蔘根卻又大又美，是相當厚實、清潔的3年蔘。至此，蘭迪似乎陷入對植物的著迷，以及那場讓腎上腺素上升的交易的回憶中。

「有3個買家競價。」他說：「我們從三十八元開始喊。」競價拉到四十、四十一元，一直持續了整個週末。有兩個晚上，他和妻子無法成眠，徹夜討論是否該接受買家的條件。喊到四十一元後好一陣子，沒有人繼續出價。終於有人又出了四十一點二五元，波恩夫妻接受了。

下一年度，價格再度上漲，飆到一磅六十二元。如果每1畝地產出1噸蔘，就有超過十萬元的回收，而蘭迪有3.5英畝地，這些年是一片樂觀的昇平日子，蘭迪和太太及全家人一起照顧人蔘園，農作是件有趣的事。「你可以付得起保險和勞務。如果願意的話，還可以到拉斯維加斯玩一趟。」

當然，風險也存在。有一年，威斯康辛西部一位種蔘人有一批11

年蔘，他終於決定要收成。他已經投資了十年的血汗在上面，地表上的人蔘株長得非常好。

「我相信他充滿期待。」蘭迪說。然後根腐病來襲，毀掉他九成的農作——如果蔘農早一年收成，他可以賺上一筆。蘭迪不斷想到這一幕：「想想這一幕：滿地都是綠色的美麗植物，並在地面上露出點點紅色的根，有多麼美麗。」

然後謠言出現，報紙指出威斯康辛的農人，每一畝地可以賺上十萬美元。少數的植蔘人開始賣人蔘種籽給外人，之後出現的是研討會。我記得羅大衛說的：「加拿大那場他媽的研討會！這是他們犯過最大的錯誤。」當羅提起這件事，似乎認為這是一大失算，但威斯康辛農人談起這場研討會，卻像是不由自主捲入的盲目的陷阱。羅大衛對此災難有一種飄渺虛幻的看法，但是對蘭迪·波恩而言，那是一場親身經驗的特寫鏡頭。

1990年中期，隨著肥料以及對抗根腐病與鏽病所需的殺菌劑價格提高，問題出現了。很快地，一畝蔘園的種植成本上升至三萬五千美元，但栽培蔘的價格卻一路往下盪。然後，來自加拿大的大規模競爭者出現了，而且連續幾年的降雨量過多，種蔘人再也付不起保險金。

一個種蔘人如此解釋情勢逆轉：當他在1960年代開始種植人蔘，他買得起價值二千美元的全新福特Mustang，每一畝蔘田的產出，都可賣到這個金額的6倍。但現在每畝人蔘的產出，不夠他買一輛二手車。

銀行不再貨款給蔘農，買家也不再過來。農家改種其他作物，或是購買乳牛。銀行沒收了一些農地，種蔘人必需要到城裡討工作。至

此，蘭迪說，苦果出現了。蘭迪緊縮他自己的人蔘事業。他的女兒不再對人蔘事業有興趣，他和妻子正逐步淘汰最後一畝地。但蘭迪沒有放棄，他開始在人跡罕至的森林深處，種下半野生人蔘。

威斯康辛最大的人蔘園，同時也是全國最大的蔘園之一，屬於蘇保羅所有。近午時分，我在沃棱北部的蘇氏人蔘貨棧中，找到穿著深藍西裝、純白襯衫與紅領帶的蘇保羅。他正在一群韓國的電視工作團隊前，試著踢掉人蔘筒的蓋子，但蓋子並未移動。

「空手道沒練好。」他自我解嘲，朝後退了一步，準備再試一次。

蘇保羅的成功，來自於勇於面對問題與大膽冒險。我對他的第一印象，則是高檔的手機、夾在襯衫前襟的耳機線，以及新的金色賓士。他的臉上沒有皺紋，看起來不像60歲。蘇掙脫自己曾經是中西部農人與社工的命運，最後脫穎而出。

蘇在澎湖群島長大，這是台灣海峽上一排貧瘠的列島，人們在這些乾旱、石礫、樹木不生的土地上，種植花生和番薯。他的雙親都是農人，他們認為第七個兒子保羅注定要當傳教士。當英國傳教士來到這個島，他祖父是島上第一個改奉基督教的人。

「我算是最受寵的。」蘇說，然後他糾正自己：「我是家中最受寵的。」這是唯一一次他顯得不自在，甚至有點難為情。

他年輕的時候，並未感受到教堂的吸引力。他替美國空軍計畫工作，為澎湖群島提供藥物補給，相當喜歡這分工作。他決定研習社會工作，跟從他的後見之明，他認為那是生意人與傳教士之間的妥協與過渡。他在教堂遇到一位年輕女士雪倫，在蘇得到丹佛大學社工系的

入學許可後，他請求她一起到丹佛去。他申請了威斯康辛州政府的獎學金，受獎條件之一，是在他取得博士學位後，必需在州內擔任二年的社工師職務。就這樣，這位來自台灣的年輕人到了威斯康辛的湖底鎮（Fond du lac）州立診所執業，爲美國中西部居民的家庭與及債務問題提供諮詢。

湖底鎮是他聽說美洲蔘的地方。台灣絕少有人了解美洲蔘，那只是一種來自香港的草藥。蘇擁有人蔘單寧的童年記憶，他記得母親在每次分娩後會喝蔘茶，補充流失的體力。當時她年近60歲，生過14個小孩，行動力與消化能力變得很弱。朋友建議保羅寄一些人蔘給她，因此他寄了一把威斯康辛人蔘。六個月後他去探視父母，看到母親的氣色變佳，也較以往行動自如。他們說那是人蔘的功勞。蘇回到威斯康辛，決心要探索更多人蔘種植的祕密。

他說：「我從事這個行業的初衷，是爲了我的母親。」聽起來像是一個量身訂做的行銷故事。但是學習關於生意的種種過程，對他而言比對蘭迪·波恩辛苦得多。

「每個人行使緘默權。」在1970年代初期，蘇在曼哈敦郡的每一項努力，都遇到阻礙。同時，在三小時車程外的湖底鎮，他的職責仍未了。在訪問過弗洛姆兄弟在漢堡的作業後，他開始思考自己也許可以在人蔘交易上發揮。他可以成爲美國農人與台灣市場之間的直接橋樑，跳過香港這個轉運站。他的第一筆訂單來自他的弟弟，他送了三十磅蔘到台北。

這筆訂單開啓了蘇保羅人蔘生涯的微曦。他在白天繼續處理地區

的家庭爭端，晚上則研習生意之道。很快地，他考慮要離開社工師的工作，全職進行人蔘行業。他的父母認為全職當人蔘貿易商是個荒謬的想法：「你好不容易拿到政府的鐵飯碗，」他的父親說：「幹嘛要放棄？」

在生意剛開始的階段，他的妻子雪倫以護士的工作養家。1974年，他們有了愛的結晶，尼克森則辭去他的總統職務。秋季蘇一週工作七天，經常從早上七點持續到晚上十點，在他的貨棧收貨處以及農地上向農人買蔘。他建立收貨與運送制度，並設立一個包括收訂單與運輸單、組織、分級、包裝，與出口商聯絡以及行銷的系統。他稱自己是在美國境內，第一個設立免付費電話以及郵購作業的華裔美國人。

有兩年的時間，他事事親力親為，之後他雇了一個祕書。他的兄弟下了更多訂單，並以提前付款的方式，協助他的生意順利進行。種蔘人則同意他開三十天的期票，解決他的資金問題。一家沃梭的銀行給了蘇一筆小額貸款。1970年代，大部分小型農業都不景氣，但對蔘農而言卻是好時光。因此在1978年，蘇決定也要種人蔘。他在沃梭北部買農地，當時他只有四年的購蔘經驗，而且他的家族在澎湖的農家背景也幫不上什麼忙。他對農業沒有經驗。

蘇從交易商變成蔘農，對其他蔘農大感威脅，認為蘇要將他們擠出市場。蘇栽培超過1000畝的人蔘，是美國最大的栽培蔘場。當市場變熱，他在另一頭也感受到更多競爭。向蘇買蔘的香港買家開始直接向蔘農購蔘，將他踢出交易鏈外。幾個英文講得很好的港商，成為他直接的競爭者。1987年，和蘇交易超過十年的最後一個中國大客戶，

停止向他購蔘。

此時，蘇決定如果香港交易商來威斯康辛和他競爭，他也要去香港競爭。社工師變強硬了，對他而言，成為主要的人蔘出口商，並且在美國的酪農地上當大農戶已經不夠，他開始策劃如何突圍進入由廣東人緊密包圍的香港進口人蔘圈，他們的家族代代控制了人蔘買賣。

自1949年毛澤東關閉了大陸對國外的貿易以來，香港即控制了美洲蔘進入亞洲的市場，大部分美洲蔘從香港走私進廣州或中國南方沿岸地區，少量轉運到亞洲其他地區。

香港進口商已經有數代經驗與關係，產業集中在少數人手中。當時蘇的主要競爭者是（目前仍是）香港少數大型公司，其中包括羅大衛的新明行。香港的人蔘批發商幾乎都集中在永樂街上，他們都加入人蔘等級協會，這是一個人蔘與鹿茸協會的子團體。幾十年來，這些進出口商掌握不公開的拍賣會，為入港的美洲蔘喊價。他們的蔘主要走私流進中國，其他則是新加坡、馬來西亞、亞洲其他地區與澳洲。

蘇沒有進香港的門路，他甚至不會講廣東話。但他一頭栽進等級協會整整熬了四年，他知道這是他一生最重要的機會與挑戰，因為香港的後面還有一個巨大的中國市場。

終於在1990年代初期，他在香港開了一家公分司。1993年12月，他協議好讓二萬磅的人蔘直接進到中國內地的寧波港。中國走向開放，讓蘇有機會擠進去。第二年他運送了進入亞洲的人蔘1/3的量，公司銷售額上升至一千八百萬美元。

但蘇和中國的關係，也惹毛了某些人。他的父執輩非常提防中國

人，然而許多與蘇同世代、受過教育的台灣人，視台灣與中國的統一為未來不可避免的趨勢。蘇預期在幾年內，超過半數的台灣企業將在中國投資。

在沃梭市外的貨棧中，韓國攝影隊拍攝蘇的工人工作的場面。是在一個通風的房間裡，7個苗族女人穿著紅圍裙，分坐在三張桌邊，以夾子修剪不同等級的人蔘。背景很安靜，唯一的聲音是分級者夾子的啪啪聲，以及低聲交談的聲音。在他們後面的大窗戶，陽光灑在玉米田上，玉米中偶爾出現的紅色草葉，呼應她們身上的紅圍裙。韓國人會對這一幕感興趣不難理解，因為人蔘在韓國的地位，就像在中國一樣重要。

自十八世紀起，韓國就是亞洲蔘輸入中國與日本的貿易中心。而且韓國蔘農大量種植人蔘（和其他藥草），至少有一個世紀的歷史。在上一次的統計中，南韓有二萬二千家庭，照顧超過5000畝的人蔘田。當地野生人蔘已經滅絕，因此電視觀眾對此覺得額外稀奇。

之後蘇保羅站在一個擺滿大桶的小房間中。「這裡都是野生人蔘，」他說。攝影師將他的聲寶數位1000攝影機對準6只打開的大桶。蘇解釋他每年出口五至七千磅野生人蔘。他看著鏡頭說：「野生人蔘的價格將逐年上揚。」

蘇保羅看到自己在歷史上的定位：他將是第一個結合農場、大宗出口、郵購零售、香港與中國進口，而且在像上海這種城市有零售站的大型人蔘貿易商。他認為自己的機會千載難逢，因此他持續如努爾哈赤般的堅持，跨越可觀的障礙，首先打進入曼哈敦郡封閉的圈子，

然後是香港進口圈。（他的香港辦公室，離人蔘等級協會只有幾個街區遠。）他花了超過十年的時間進入中國大陸，認為這份努力非常值得。他是中國市場5至6個主要交易商之一，而且是在目前市場占有率固定下來之前，最後一個進入市場的。

曼哈頓郡1970與80年代的人蔘熱，還有一個較少為人知的因素。沒錯，弗洛姆兄弟為威斯康辛這一頭的農民建立了方法與知識，而且來自中國的訂單愈來愈多，但第三大功臣是才有人會提及的沃梭苗族社群。

越戰結束後，威斯康辛中部湧入一群苗族難民，他們是原來居住在老撾的山區部族。在戰爭中，數千苗人幫助CIA切斷北越的補給線，當美軍撤退，苗族免費獲得家園與土地的希望破滅了，大部分人被迫逃亡。在勞力密集的人蔘栽培產業，威斯康辛的苗族提供了重要的人力。蘇說，少有人歸功於他們，但是在這個當地人紛紛放棄農業的時候，如果少了苗人，本州的蔘農不可能供應這種產量。人蔘園需要無止盡的手工，做一些除草、取種籽、挑選人蔘根以及挖掘等工作，無法使用收割機。「為此，這些人必需跪下來用手勞作，」一個蔘農告訴我：「那是一樁潮濕、寒冷又淒涼的低賤雜活。」他說，大部分的美國人不會接受這分工作，但苗族移民的下一代會。

他們如何集結在威斯康辛州的中央地區？他們在亞洲時就已經認識人蔘了嗎？

沃梭苗族協會設立在一個小小的白色商業建築中，地點在附近的城東。亞伯拉罕·依旺（Abraham Yi Vang）是協會的行政主管，一

個相當有專業架勢的小個子男人。他不到5呎高，但他的肩膀在42號的花呢夾克裡剛剛好伸展，外面再釦一顆綠色翻領釦。他的鬍子修剪整齊，黑頭髮的波浪，讓他的方臉看起來比實際的56歲更年輕。但是讓我印象最深刻的，是他小而有力的棕色手掌，那幾乎稱得上是一雙纖細嬌貴的手。

他會客室的牆上，掛著我所見過最大的拼布被，大約有11×13英呎。苗族的拼布被（通常只有2英呎平方）使用傳統的苗族方式，敘述世事的變遷。拼布被以刺繡描出一幕幕苗人從老撾逃亡、飛機投彈、著迷彩裝的士兵向小屋發射機關鎗，以及小小的人形絕望地在寬廣的河面上游著，想擠進難民營的一幕。當依旺開始解釋苗族人如何涉及美洲蔘的種植，他沉穩平靜的聲音裡，有某種史詩般的正式與拘謹。

「我們到達這塊新大陸的時候，大部分人都想成為農民。」他說：「因為在老撾，他們以農業自給自足。」但為何來到曼哈頓郡？

他再度解釋：「我在1976年，從難民營來到美國，在田納西州的孟菲斯住了七年。」

依旺在老撾北部的山區長大，離越南邊界只有50英哩。那裡的地勢很高，天氣嚴寒，早晨可能下霜，直到太陽高掛天空中才能融化。在那裡，只有極少的平地可以種植像稻米這一類的作物，大部分苗族人種的食物足夠家族的生活。他們食用各種植物，有些看來像馬鈴薯，但卻是紅色、藍色或各種不同的顏色。苗族也使用藥草植物，包括在森林裡發現的根、葉和幼芽，但依旺從未在老撾見過人蔘。

他的祖母之一是一位草藥專家，可以用她在林地裡找到的植物，

治療眼睛問題、傷口，甚至慢性的心臟疾病。如果某人的症狀需要藥草根，她會自己去叢林裡找，依旺看過她以藥膏治刀傷。當她逃離老撾，她帶著藥草一起走。依旺在9或10歲時，看過祖母治療一位坐輪椅的男人，一位來自低地的老師。他們的村裡沒有老師，因此一位苗族長者（「我的祖父之一。」他說）騎馬到最近的低地村落，在川壙城外，爲孩子們帶回一個老師。

「我的祖父讓這位老撾人騎馬，帶他到我們的村子。他在我們的村子待了四年，祖母不斷地找自然的藥草治療他。四年後，他回自己家鄉，已經可以正常走路了。」這位復職的老師成爲低地村的校長，每一年他都回到山村拜訪依旺的祖母。

1967至1969年，依旺在越南邊境與美軍合作，帶著24個苗族人的隊伍，監視北越軍隊動態，並維護「胡志明小道」補給線以供應南方。他操控轟炸機之間的廣播連繫，依他的小隊的判斷，引導夜間起飛的飛機，來到轟炸目標。

之後依旺移駐在邊界附近的砲兵團，再度被派任至CIA的行動基地龍程。因爲曾和美國合作，他和其他超過10萬名苗人被迫穿越湄公河，逃離至泰國。他在難民營之間流浪，輾轉和其他東南亞難民一起到了孟菲斯，在這裡找到舖設地毯、遞送設備等臨時工作，存夠了錢就去上職業訓練課，最終在一個製造水幫浦的工廠得到工作。

依旺在孟菲斯七年後，有一天他的叔叔和嬸嬸開著一輛U-Haul搬家公司的卡車，突然出現在他的門前，說要帶他去威斯康辛。他們自己也來自難民營，但是最後在沃梭一個較大的苗人社區落腳。「你最

好也搬到北方，」他說：「我們可以互相照應。」

因此他們載著他的物品，搬到密爾瓦基的北方。在沃梭，依旺看到苗族人自給自足的機會，最後他成了這個社區的領袖。他很驚訝此地的氣候就像在家鄉，或至少比孟菲斯像家鄉。「這裡的天氣寒冷，」他說：「和老撾的差別不大。」

他甚至猜想鎮外的山丘，可能會有和家鄉一樣的植物。這一類的事情以前發生過，如果有相同的植物，他知道祖母會認得出來。她曾一度在老撾的叢林花過很多時間，認識所有多彩的果子與塊莖。「我們試著帶她進入森林，讓她看看有哪些和亞洲一樣的藥草。」他說。

你可以想像，一部車停在路肩靠近森林的入口處，兩個較年輕的男人跟著祖母遲疑的腳步，看著楓樹、樺樹、白胡桃以及黑櫟。她掃瞄地上的草和藤，找尋可以將此地與原鄉織在一起的連結。或許她也曾傾著頭、瞇起眼，就像戴維·庫克看待吉林省森林的方式。而跟著他的兩男人，就像蘭迪·波恩跟著祖父進林子裡找人蔘的情況。

「她說不，完全不同。」依旺說：「她找不到任何相同的藥草。」

既然附近沒有熟悉的植物，沃梭的苗人學會適應人蔘、美洲黃蓮和紫錐花等當地的藥草。有時他們可以在芝加哥中國城的亞洲商店裡，找到他們需要的東西。依旺把人蔘磨成細粉，加入茶或湯中，他將人蔘與肉或豬肉煮在一起，搭配飯或馬鈴薯食用。「六個月後，你感覺身體健康一些。」他邊揮著手邊說。「走路的時候，感覺自己像在跳。」在冬天，他會先喝杯蔘茶再出去鏟雪，才不致於感覺寒冷。他也會在酒裡浸一塊新鮮人蔘，這個方法讓人蔘可以久存，而且任何

時候都可以飲用。

　　沃梭是威斯康辛州亞洲人最密集的地區，其中大部分是苗人。這裡有苗語廣播站、雙語報紙與苗人餐廳。

　　《未來苗族》雜誌有關於駕駛人如何避免撞到鹿以及如何申請車險的文章。直到最近，每年都有15個新的苗族家庭搬進這一區。（沃梭是蘇族語，意思是「遠方」，特別適合這個苗族在美國的庇護所）身為沃梭苗族協會的領導者，依旺花許多時間說服當局，不應處罰苗族人執行某些如動物獻祭等傳統儀式。依旺讓醫生與警官了解苗族文化，並且在巫師屠殺豬隻等時刻，試圖平息衝突。在醫院，他得和醫生協商，請他們允許巫醫進行某些儀式。

　　苗族協會也補足美國政府未盡之需，政府從未回報他們在戰爭時的服務。依旺表示，大部分的苗人想成為農人，但他們沒有資格申請銀行貨款或政府補助。依旺的挑戰是協同當地機構，輔導這些家庭自給自足。「自給自足」是他的咒語。苗族習於在偏遠的山上獨立生活，要適應美國這種互相聯繫、分工合作的社會，是一種巨大的調整；被貼上不勞而獲的標籤，則是在傷害上加上侮辱。

　　因此依旺安排族人參加職業訓練與英語課程，協會在樓下提供電腦課程，樓上是苗語課程。其他還有避免家庭暴力的工作坊，幫助年輕人遠離幫派並學習苗族文化的課程。

　　雖然威斯康辛務農和老撾不同，但他知道種人蔘需要的素材：土地、機器、施用肥料與殺菌劑的證書。與市場的接觸則是最困難的。你可以種蔬菜，拿到當地超市去，但對方將拒絕收購，因為他們和其

他生產者有契約。這種情況讓許多苗人失去希望。

　　「他們說：『我們怎麼在這片土地上活下去，扶養我們的家族？』我們不願靠政府救濟，因為我們的文化不接受⋯因此我說，『好吧，聽起來曼哈頓郡的人蔘，現在在市場上很受歡迎。』」

　　依旺估計目前有60至70個苗族家庭，在曼哈頓郡種蔘，還有來自其他地方的季節工（許多來自雙子市，夏天在這裡工作）。雖然數量正在縮減，但苗人仍種植超過100畝的蔘，而且如果價格反彈，蔘園面積還會再增加。依旺自己在住家10英哩外種了3到5英畝的人蔘，他號召全家族一起工作——小孩、姪子、姪女，並且和朋友交易勞力。他的子女不喜歡到田裡，「他們恨這個工作，」他笑了：「但有時你可以說：『孩子們，我需要你們的勞力，幫助我。』」他的大兒子現年29歲，在沃梭的工廠工作。

　　依旺近三年的人蔘收成都不佳，原因是降雨過多與天氣太冷。雨、水災、根腐病以及鏽根，是人蔘的主要威脅。好的年分一畝田可以生產二千磅人蔘，現在收成跌到不及1/3。買家會來看看他的蔘園，說他的根太長，或「不夠厚實」。

　　「我看到人們離開種蔘的行業，」他說：「但我看不出其他農作物可以代替人蔘。」他知道馬鈴薯農人和漢堡王及麥當勞都有契約，苗族人如何競爭？他也試著在森林中種植人蔘，但需要更久時間才能夠回收。所有我在威斯康辛州遇到的蔘農中，只有一個人不介意買家的力量。林·海茲說他和人蔘結婚了，他從妻子那裡學會這門生意。1960年代早期他們相遇時，曼哈頓郡只有約40個種蔘人，她擁有一小

畦人蔘田。

海茲夫婦農場在沃梭市外二十分鐘的紅土路邊，有幾畝人蔘伸展在森林前方。開車經過時，我看到人蔘田：土地覆蓋在塑膠下，上方點綴著木製的百葉板。季節工剛結束秋季的收成。海茲出來，在門口等著我，「約有九成的工作都要靠人力，」他說：「收成大概要30個人，因為我想在一天內結束。」海茲表示他大量依賴苗族的人力。

像所有的種蔘人，海茲夫婦極度小心對抗根腐病，有時全面殺菌土壤以杜絕疾病，過程中寧可犧牲所有的植株。有一年情況特別糟：種籽發芽過遲，植株被非季節性的風打擊，然後又是大雨。地面上的植株看起來很糟，但到了收成的季節，他們得到豐收，一畝收成約三千磅。「每一件事都糟透了，卻是收成最好的一年。」他說：「你覺得大概沒救了，但是根卻是又大又實，像五十分錢那麼大。」海茲喜歡這個驚奇。

在屋內，他讓我看他和妻子留在這行業的理由。約在二十年前，他們發現自己可以製造與販售人蔘膠囊，對抗中間人的剝削。「現在我不靠他們的憐憫，」他說：「我們是他們的競爭者。」

「我們讀了一些健康雜誌，認為這是個大事業，」他說：「不管你買什麼健康食品，都少不了膠囊。」

當他們進入人蔘製造業，其他種蔘人認為他們瘋了。在缺乏通路關係的情況下，進行製造設備與行銷的巨大投資，是前所未見的冒險。但海茲夫婦發現，製造為他們的人蔘帶來更好的價格，而且可以繞過大盤的障礙。他們將人蔘磨成粉末，一次填1個膠囊，以手工完成

第一批量產，一天可以做出500顆膠囊。

　　稍後他們買了機器，一小時可以製造30000顆膠囊。這對夫妻只在德州一分小雜誌刊登一則廣告，之後顧客便透過通路商或口耳相傳找到他們。他們現在有大量的郵購客群，並且想出可以將最沒有利潤的細人蔘鬚，當成人蔘咀嚼物賣給顧客的點子。「人們喜歡這個玩意兒！世界上只有我們有這項產品。」

　　海茲帶我走過穀倉大小的製造室，裡面有閃亮的金屬分類機與包裝機。訂製的設備相當昂貴，他手邊一向保留幾個月的庫存量，以便出單。我看到入口處有幾大桶人蔘，這是未加工的材料，隨時可以磨粉封裝成膠囊。

　　出來的時候，他停在小型的銷售陳列台前。在咀嚼錠與一箱箱的膠囊間，海茲拉出現場最有價值的東西：一個形狀像人的多瘤人蔘根，手臂與腿一應俱全。有人曾出價五千美元想買。

　　海茲說不出究竟是什麼吸引他投入人蔘產業。好奇當然是一部分，但身為卸任的會計師，他比其他種蔘人更務實，從森林、栽培、製造到銷售，他對植株盡可能精確控制。但他仍尊敬人蔘帶來的驚奇。談到這種植物的休眠習性，他說：「如果它們認為今年不好，他們就不生長。」他捉自己的語病：「我知道植物不思考—人思考。」然而，人們很容易忘記這一點。

　　但美洲蔘不能只停在美國原地。不論在阿帕拉契的山丘上或是中西部的農田裡，總有人催促它們離開土地，繼續下一段旅程。

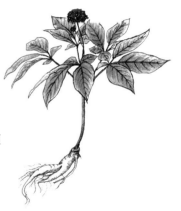

Chapter 10
重新上路

大眾被提醒不要在未經許可的情況下，攜帶瀕臨絕種的動植物進入香港⋯⋯⋯統計顯示，旅客常在海關被沒收的物品，包括蘭花、仙人掌、美洲蔘、鱷魚肉以及鱷魚皮製品。

——2002年香港農漁保育署新聞稿

　　十二月已經過了大半，羅大衛仍未結束本季的作業。每個星期五，他從甘迺迪機場送走八百噸的人蔘。野生人蔘從肯塔基州、西維吉尼亞、藍脊山、北卡羅萊納、俄亥俄和威斯康辛州，湧入他的辦公室。（在加拿大的辦公室則處理大部分的栽培人蔘）在電話中，他笑著告訴我，今年他買得比他該買的多一些，但他覺得該這麼做。某一個週五，羅讓我陪他送一批貨到機場。

　　整個秋天，人們告訴我各種驚奇的事情。一位威斯康辛種蔘人順口提到，人蔘交易有時涉及香港與中國大陸之人力市場黑市。

　　「走私者運進人蔘，運出黑市人口，通常是女孩，」他說：「人蔘進，女孩出」此人植蔘數十年了，我推測他應該知道一些內幕。他補充道，中國東南沿海走私美洲蔘的情況相當普遍，甚至是合法的。他說，中國是他唯一知道，可以把走私當作是一門職業的國家。「就和作家一樣合法。」他朝我攤手：「沒有什麼不對。」

　　我再度從阿斯特廣場地鐵站，來到羅大衛位於曼哈頓下城的辦公

室，一路上心裡就想著這些事。

街上被通勤者淹沒了，我看到一個穿著西裝的男人，領帶鬆鬆地掛著，隨時準備繫整齊去參加九點的會議。一位穿著白制服的護士，正在夜班回家的路上，點上一根煙以對抗寒冷的天氣，鞋跟快速地蹬過地面，傳出饒富節奏的聲響。早晨的天空淡藍，幾乎是透明的。鄰近的店開門了：快速咖哩店，香料店，修指甲店，印地安人的書店。

羅來應門，相較於我在九月見到他時，樣子有一些不同。他不再是一個都會波希米亞族，現在看起來像是一個穿獵裝的獵人：牛仔褲、法蘭絨襯衫、舖棉的外套以及窄緣的深色毛帽，新剪的短髮上戴著耳罩。在上路前，他先請我進屋喝一杯咖啡。起居室裡立了一棵聖誕樹，尚未開始裝飾。木雕的架子上有幾支花瓶、一張畢業照，以及瑪莉亞．凱莉最新的CD。

羅最小的兒子詹姆士穿著睡衣跑下樓梯，仍惺忪著眼。

「肯尼呢？」父親問他。

「在他的房間。要叫他起來嗎？」

羅說不用，他們可以處理。他走出去，開出一部雙色的藍色Astro小卡車，停在門前。在清晨繁忙的交通塞爆列辛頓街之際，他記得打開閃光燈號誌。他和詹姆士很快將大桶放在人行道上，從出貨門搬貨物上車。小卡車的後座被拆下來，並放了夾板強化車廂地面。

羅以一種練習過的方式提起桶子，似乎減輕了他背的負擔。然後詹姆士將每一隻桶滾到定點，羅提醒他把空間塞緊一點。很快地，8只桶都放好了。

同樣的情況每週上演。「這成了一種儀式。」詹姆士面無表情地將人行道上的垃圾，掃進垃圾桶裡。在他的風衣下，穿的仍是睡衣。「這個，」他說，點頭示意我看地上的垃圾：「會被罰五十美元。」

　　羅微笑。他把黑色公事包放上車，我們直接從路邊出發，滑下第三大道，轉進布洛姆，然後是莫特。我們先在中國城的一家麵包店暫停，那是羅和他的一個兄弟經營的。他回車上的時候，遞給我一片包在蠟紙裡的海棉蛋糕。

　　我們經過威廉斯伯格橋，朝布魯克林方向開，東河的風景在我們下方的大樑之間掠過。羅告訴我，在他開始人蔘生意之際，和自己的父親有過爭吵。他的父親從16歲開始就在香港的人蔘店工作，最後終於開了自己的蔘店。大衛犯的錯，則是將自己的第一批貨賣給父親。

　　「天哪，我被罵得狗血淋頭。」他說：「我得到那麼多惡評，覺得自己好丟臉！我恨不得從此離開這個行業。」這些回憶讓他笑起來：「你知道父親可以多難搞。全天下最難取悅的，就是你的父親。」

　　許多年後，他的父親承認那批貨事實上相當不錯。

　　「『你現在才說！』我說：『看看我──那時候，你知道我有多脆弱嗎？我才剛開始做這一行，而你是我的第二個客戶！』」羅又笑了。「那次真的很慘。」

　　我們開進布魯克林，幾分鐘後，他向我保證他的父親是個好人，只是太嚴厲了。他要求孩子做到最好，做到連他都做不到的事。羅沉思半晌，在兩口海綿蛋糕之間，他說：也許他自己對小孩也是太嚴厲了一點。

當羅仍在機場工作，同時買賣人蔘之際，每批貨——包括野生與栽培人蔘——都利用空運進香港。但後來栽培蔘的價格下滑，便改由地面運輸，通過巴拿馬運河的船運，或是用火車運到西岸，然後經貨輪到香港。如果時間計算正確，地面運輸為你省下兩個月的倉儲費用，在香港貨棧空間變得昂貴的情況下，這變得相當重要。

不過野生人蔘仍然透過空運，他得先將貨物送到海關審查，並檢查他的華盛頓公約文件，每一桶野生人蔘都需檢附來源州政府的證明。羅的大姆指越過肩膀向後指，說後頭這些人蔘，來自維吉尼亞、西維吉尼亞、卡羅萊納以及肯塔基州。他有些蔘來自我在北卡羅萊納認識的一位掮客，有兩桶來自湯姆‧庫克在垂釣者之家的地下碉堡。

我伸長脖子看著後面的桶，有個蓋子上用麥克筆寫著：TCWV，西維吉尼亞，湯姆‧庫克。有一刻，我感覺這些人蔘似乎在追蹤我。

「好人，」羅說，他和庫克打交道很多年了。而且，羅這一季也和維吉尼亞鄉下90多歲的人蔘掮客F.G.哈米爾頓聊過。哈米爾頓雖然像隱士，卻仍是重要的買家，而且誠實。羅說，很遺憾有些採蔘人利用他眼盲的缺陷欺騙他。

這個季節我問每個人同一個問題——關於人蔘的價格。是否真有人拉抬蔘價？大煙山的公園管理人堅持今年價格過高，其中一人懷疑有聯合壟斷的行為。從珍妮‧洛克到鮑伯‧波依弗都聽說了什麼，但沒有人知道確切的答案。西維吉尼亞的戴維‧庫克不知道是什麼拉抬了價格。珍妮‧戴維斯在卡羅萊納的掮客之間追蹤趨勢，看出某些有趣的模式，但她也無法提出大膽的推測。

羅大衛是否知道些什麼？

他直直看著前方的車道，說：「我想大概是我，我是罪魁禍首。」他朝後靠了一下子，嘟噥著還有其他原因。但幾分鐘後，他自白了。

羅在本季開始之際，地下室就有去年留下的幾千磅庫存。如果價格上揚，他知道他的庫存每磅可以多賺個五十美元。因此今年的收成，他的價格開高了一些，好讓他的庫存也可以跟著水漲船高。一般而言，羅控制10％到20％的市場，但今年他積極一些，占有大約二成五的市場。

「這就是市場。」他說：「當市場的方向和你相反，你的庫存就得虧本。當市場和你一致，你的庫存幫你賺一筆。」他跳進市場，將人蔘價格推高，但其他掮客也幫了他一把。他不認為靠自己的力量，可以做到這一切。「你得衡量情勢，」他說：「有時可以辦得到。」

我們正在接近亨格路。「做就是了。」他說，剛那番告解後，羅態度有點輕率大膽起來：「你知道耐吉怎麼說的？做就對了。」

他指給我看跑道附近冒黑煙的地方。那是測試燃料排出來的煙，就是羅以前在聯合化學所做的工作。「那是JP燃料公司」他說：「生產給螺旋槳飛機用的燃料。瞧，他們把飛機開出來了。」黑煙翻騰，之後很快就消失了。

就在此刻，我們來到龐大的綠色建築物，窗戶上寫著的銀色字樣，顯示那是美國海關辦事處。兩位穿著督察員制服的男人，站在一部賣點心的餐車邊買咖啡。巨大的停車場從幾條車道延伸到裝卸貨的甲板，每一條車道上都有車。

「媽的，」羅說：「我們有得等了。」

從清朝開始，官僚制度即在人蔘的年度遷徙中，占有一個角色。在十八世紀，清朝的官員大致依循相同的路線，由運河將美洲蔘從廣東運到北京。但是水手和黑市走私者會繞過廣東商人協會所設下的規定，鬼鬼祟祟來到賣蔘的店。

之後出現了美國食物與藥品管理局、美國魚類與野生動物協會、州內的農業或森林管理單位，以及外國農業管理服務部，後者追蹤栽培與野生人蔘的出口情形（第三種半野生人蔘，最近也被納入了）。美國出口的野生及栽培蔘的數量正逐漸減少，原因各有不同。除了來自加拿大的競爭，歐洲與拉丁美洲也開始出現種蔘人和市場。

你如何解釋某一年有六萬七千美元的栽培蔘出口到吉隆坡的情況？或是1999年三萬一千美元的野生人蔘庫存流進墨西哥？兩個國家在之前或之後，都沒有顯出對人蔘特別的興趣。

清朝的人蔘皇家分級制

在清朝，皇家財務大臣管理分級的過程：人蔘先以顏色和尺寸進行篩選，那些形狀像人的價值最高。年齡和原產地也是因素，越老的、年輪越清晰、紋理越美的野蔘，價格越高。晚秋採收的人蔘，被視為優於較早採收的人蔘。所有的人蔘在農曆的第十二個月一起送到北京，趕上新年的慶典。貨物由內務府軍機處的官員親自檢查，主持的太監來自內宮，並在其他人隨同監押下，送到皇宮的貨棧。

人蔘出口和哥倫比亞也有接軌，每隔幾年，四萬至九萬美元的人蔘會經過這個國家。野生人蔘的出口，因為自然數量已經在臨界邊緣，因此下滑腳步較平緩。

美國農業部門續追蹤年度人蔘出口量，發現今年野生人蔘出口至香港的數量，較去年下挫五成，這是在正常下墜趨勢中的脫軌。

在中國加入世界貿易組織，並且降低關稅後，更多美洲蔘直接進入中國。當年度野生人蔘貨運總值超過六百三十萬美元，超越前年15%。目前的出口趨勢，是跳過香港，直接送貨到接近上海的港口，以及廣東沿海的港。與此同時，來自美國的栽培蔘數量就減少超過1/3。

美國農業部每年畫出的圖形，像一個巨大的心電圖，繪出野生人蔘的生命跡象，那是生態衰退、需求轉移，以及關稅政策改變的複合物。辨別哪一個原因把箭頭向下推，幾乎是不可能的事。但野生人蔘的數量不能長期支撐每年六萬磅的人蔘需求量，似乎是確定的。

「愈是良好的藥用植物，就愈讓自己暴露在生存的威脅中。」農業部一位退休的藥用植物專家詹姆斯・杜克強調。他的評論回應了《莊子》的說法：

> 崇高的樹是它自己的敵人，
> 可以用來點燈的油脂毀滅自己。
> 桂樹因為可以食用被砍伐，
> 漆樹因為經濟價值而遭傷殘。

每個人知道有用之用，

似乎無人知道無用之用。

　　人蔘身為價值最高的藥用植物，部分交易在合法的範疇外進行。
在香港，即使政府一再提醒旅客不要在沒有許可的情況下攜帶瀕臨絕
種的物種（「旅客請意留所購買的野生動物產品紀念品。」一位官員嚴
厲地表示），走私人蔘的事件仍持續增加，在年中達到145件。其他還
有春藥的影射：南方早報指出，九龍一家污穢的按摩中心大富豪桑
拿，宣傳店內的水療及按摩油，加了人蔘的效果。

　　然而，「人蔘的吸收是否真能幫助這家店的客人陽具挺立，仍有
討論空間」。美國境內關於人蔘貿易的灰色地帶，有時讓調查變得很棘
手。有人銷售Gerovita，一種號稱「大地之母給予男性的補品」的藥
丸，成分中列出人蔘，曾被判決是郵購詐欺，卻在柯林頓任期的最後
幾年獲判無罪。1970年代，約翰・錢瑟樂在國家電視上報導教派領袖
文鮮明經營人蔘茶製造、銷售鈦以及韓國軍火的生意，後來經營威爾
鋼生意的參議員羅伯・道勒（Robert Dole）因此展開調查。

　　羅大衛跑去喚醒打瞌睡的快遞車司機，他已經擋在海關車道上有
一陣子了。然後他回到車上，開進Bay5。我跟著他走上混凝土石階，
到裝卸貨碼頭，他被蜂鳴器喚進一扇門內。我們推開肉販店那種寬版
透明的直條塑膠片，巡官之一向羅打招呼。

　　那個男人蓄鬍，穿著一件清爽的白襯衫，臂上掛著海關的臂章。
羅曾向我解釋，這裡的海關偵察員其實是魚類與野生動物協會的探

員。在一個通風的貨棧裡，巡官坐在一張桌子的後面，和羅開著玩笑。二十年來，羅一直來這裡通關，他們也一直這麼互相開玩笑。巡官一直鼓吹羅和他一起開個猶太烘焙坊，他們絕對可以大賺一筆。

羅熟知固定的程序。他走進碼頭的電梯，按下一個按鈕。平台在一聲馬達的低鳴中，下降到小卡車的位置，讓他可以拉一個桶子進來受檢。當平台向下，巡官似乎有了新的想法。

「這很沒道理。」巡官說。他知道大部分人蔘的上端都折斷了，幾乎不可能判斷是3年或10年蔘。

此時，第二個巡官進來了，一個較瘦留著灰色山羊鬍子的人。我稍早在咖啡車前看過他，他正和同事討論兒子大學學費的問題。他講的是許多貨棧人員使用的，一種乏味而且嫉世憤俗的行話。

「這些全部都是縮寫。」第二個巡官說，「IAB。」採蔘人，購蔘人，所有的事，他說，「全都是放屁。你認為有了規定，政府就能掌握情況了嗎？」不，他說，「賣和買的人都是放屁。他們還以為人蔘可以讓他們的老二變硬。」

第一位巡官溫和地反駁：春藥的說法已經過時，沒人相信了。「人蔘是一種溫和的刺激物。」他說。

羅沒有和他們爭論。他掀開桶蓋，簡單地以早先在車上的評論回應：相信的人就會買。他拿著一個咖啡杯解釋：他麵包店的咖啡一杯賣五十美分，他強調自己用是好的阿拉比卡豆，比星巴克的豆子好，卻便宜得多。八美分的杯子，比咖啡本身還要貴。但星巴克的拿鐵咖啡一杯就要三塊錢，客人相信這杯咖啡真的比較好。拿著星巴克的杯

子走在路上，他們自我感覺良好。

羅掀掉桶蓋，第一位探員仔細查看塑膠內袋。

「但是人蔘很貴。」山羊鬍先生抗議道。

「你信得越深，就願意付更多錢。」羅說。如果價格太低，人們會失去信賴。

「IAB。」第二個巡官說。

海關貨棧不像是一個討論人蔘的地方，但我們人在此處。

羅大衛沒有說人蔘的高價，原因是他相信中醫證實的功效。人蔘值得這個價錢，是因為客人相信。羅知道自己無法以中醫臨床經驗說服這兩個人，因此基本上他站在經濟的角度發言，這番談話可回溯至衛伯倫（Thorstein Veblen，1857-1929）炫耀性的消費觀點。

他也可以同樣輕易地引用伊洛魁人在感恩節致辭中表達的想法——野生人蔘的高價，是某種謝意的表達，讓購買者認識這種植物的重要性——只除了這種感謝本身並不完全，少了在森林中撒下新種籽的補償行為（除非任何半野生人蔘溜進羅的桶子裡）。

第一位巡官給了我華盛頓公約的表格，右下方紅色的印章仍未乾透：核准放行。

我們走向門口，第一位探員提醒羅：他們要在布魯克林開一間猶太烘焙店。羅回頭對他笑。

「通常我沒這麼幸運。」他在門外說。另一位巡官拉夫今天不在場。拉夫會堅持檢查擠在司機座位後面、最難下貨的那個桶，因此羅得搬開其他10只一百磅重的桶子，拉出最裡面的那一支。

「只要他看到華人、黑人或他不喜歡的人進來，他就會給你苦頭吃。」羅說。拉夫會堅持把整桶人蔘（通常是最大的那一桶）倒出來，一百四十磅的小人蔘全散在水泥地上，根本不可能全部撿回來，羅最後會有幾磅的零頭不符。拉夫會說，那是你的問題。有時他甚至會撒兩桶在地上。

為此，羅通常自己押貨運。如果有一位貨運卡車司機不夠小心，載的貨少了五磅，這會毀了香港買家的信任，羅的信譽將受損。

「這還是三十萬美元的生意。」羅提醒我，看著他的8桶人蔘。

對於野生人蔘長期的滅絕趨勢，沒有人看到任何希望。有一些在人蔘貿易圈中的人，曾建議魚類與野生動物協會在蔘齡的限制外，進行更嚴格的野生人蔘出口控管。森林管理部門的植物學家蓋瑞‧卡夫曼問道：「如果政府全面禁採野生人蔘，情況會變得如何？」依據經驗，這會造成更密集的盜採潮。

採蔘者會想：既然野生人蔘的未來已經沒有合法的配額，我最好現在就先採走我能採的，賺黑市所能提供的任何利潤。另一方面，思考中國在低價蔘市場自給自足後，栽培蔘未來的命運如何，是很合理的質疑。

而橫跨太平洋的美洲蔘貿易，很有可能因為野生人蔘消失以及栽培蔘供應過量而一起乾涸。（像凡洛‧泰勒博士這樣的藥學成分專家，幾乎沒發現野生蔘和栽培蔘有任何化學成分的不同，或是年輕蔘與老蔘明顯的成分差異）中國栽培愈來愈多美洲蔘，有人預言不久後，它將會自給自足，生產足夠市場所需的美洲蔘。

從海關的碼頭，羅開下洛卡威大道（Rockaway Boulevard），完成後續運輸所需的文件。在空運公司頂層的辦公室裡，可以眺望戶外棕色的牧草地，以及布魯克林的鄉野風光。中華航空的貨機模型立在架子上，機鼻朝上，靠近一列全部指向十點半的時鐘。羅和桌子後面的那個人，用廣東話說了一個笑話——我猜是關於我的。他交出一張支付運費的支票。

　　羅確認單據註明貨運以一般方式運送，並且再度確認文件上的數量不會引起注意。

　　我們開車把桶子送去航空公司的貨運碼頭，羅對這裡的服務發牢騷。「服務很差，」他說。他直接從小卡車下貨，將訂單分成兩堆，我幫助他把桶子搬上兩塊棧板。在香港，貨物將由兩位客人分享：編號1至4歸1個客人，5到5歸另一個。我們等著起重機操作員。

　　這個貨棧就像飛機內部一樣深，藍色的金屬架子隔出4至5層的空間。羅隨意猜測這裡的空間，可以放下總值八億美元的人蔘。

　　一個煩悶無聊的安全人員向我們走來：「裡面是什麼？」他問：「糖果嗎？」

　　「嗯，一些粉末。」羅說。

　　「用來製糖的嗎？」

　　「對啊。」羅聽說就在這個機場裡，曾有二十磅的人蔘從容器的一端被挖出來竊走，原因之一是貨主隨意在箱子上寫著「貴重物品」。羅無法承擔這種錯誤。

　　起重機操作員喝完他的人蔘啤酒，把起重機穿入第一塊木棧裡。

我們一直看著他開走，然後回頭來載第二趟。

開車回曼哈頓的路上，羅談起他在秋季稍早的釣魚之旅。他和兩個兒子以及一個朋友，在週六清晨四點開車離城，往北開到塔科尼公園大道（Taconic Parkway）附近一個偏僻的地方，這些年來，羅在那裡釣魚很多次了。

在那附近，他有一個小木屋和10畝地，他希望有一天可以在那裡蓋房子退休養老。他的孩子對那裡沒興趣：沒電視，沒有錄放影機，甚至連發電機都沒有。但在目前，這個房子足夠應付偶爾釣魚之旅。十一月初的那一天沒有魚上鉤，他的兒子覺得又冷又無聊。

「我們在河邊坐了好幾個小時，」他說，然後他們放棄了，決定到山裡去採蔘。羅了解這片森林，幾年來他一直在自己的地方撒人蔘種籽。天黑之際，他們挖出十五磅人蔘。

「我很久沒挖蔘了，」羅說：「很驚訝可以找到這麼多！」他裝滿4只購物袋。曼哈頓的天空線在我們前方橋樑的間隙出現了，在3線道擁擠的交通之中，看起來實際而且平淡無奇。

「我的小孩連人蔘都沒興趣，」他說：「他們喜歡松露。」

我們退潮回到城市，他變得很感傷。他說，他越來越老了，懷疑有任一個孩子會進入人蔘貿易產業，或是認為人蔘貿易還有未來在等著他們，最後他從悲觀中走出。

「到美國給了我機會，」他說，眼睛看著前方：「我有機會賺了些錢，我夠開心了。」

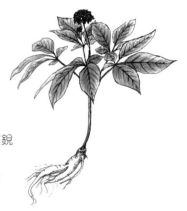

Chapter 11
名廚上菜

首先,緩緩吸入人蔘奇妙的香氣,讓第一匙湯誘發你最敏銳的感官,因喜悅而陶醉。

——2001年吉隆坡出版的餐應指南「TAN BEE HONG」

日本烹飪節目「料理鐵人」的開場,最戲劇的效果的橋段,是當三位美食主廚的剪影,升上墊高的台座,彷彿他們就是烹飪之神的那一幕。

這些競技者是料理鐵人,在每一集接受挑戰,武器包括一種主要的食材,以及五十分鐘的節目可以容納的任何祕密食材。一隊應該是新聞從業員的人馬報導決鬥,包括一位在料理擂台上興奮過頭的播報人員、在攝影棚的實況轉播人員,並由餐廳中的一群評論人員決定勝負(這組人通常包括一位有名的演員,他的口頭禪是「我喜歡」或「真好吃」)。所有這一切被配上英文發音後,都蒙上一層超現實的色彩。

有一晚我收看這個節目,料理擂台的決鬥,限定在東西方料理的對抗。其中一項神祕食材是苦味多瘤的人蔘,吸引我全神貫注。挑戰者是一位上海名廚的孫子,在湯裡以人蔘伴用銀色光澤、味道平淡的鮪魚以及燕窩。評審嘗了以後都給予好評,並且特別提到人蔘的味道。

事實證明,人蔘並不是味道不佳的藥材。我曾認為喬治·歐布萊特評論人蔘「幾乎難以下嚥」的苦味,是一種公認的輿論。至此我開

始懷疑：關於味道的體驗，是否可能有文化差異？在一個州被認爲難吃的人蔘，在另一個州卻可能被視爲美味？

這個問題的答覆相當分歧。飲食生活頻道製作人瑪姬・蘇，有一段關於母親煲一鍋「據說是藥的苦味湯」，逼瑪姬喝下的童年記憶。「我唯一的辦法，」她寫道：「就是用最快的速度吞下肚子」。但她仍在Epicurious.com上面貼了食譜。她母親的這道料理，混合了1支美洲蔘、1副雞胸肉、5至6片鮑魚乾，以及5至6杯的水，試過的人評價很高。有些人建議再加入乾椰棗或是當歸根，以蓋過苦味。其他人說健康的味道本來就不佳。

在亞洲，從新加坡到首爾，不少餐廳因爲讓藥材變得適口，建立起好口碑。位於新加坡京都飯店三樓的宏仁堂御膳廳，特別擅長美味的補品。它的湯用魚翅搭配亞洲蔘或黨參（有時被草藥專家當作人蔘替代物的植物），和黃芪搭配文火燒鱈魚。

在吉隆坡，香格里拉飯店也有一道讓《海峽時報》的評論家著迷的菜。那是接近中國新年時才會推出的一道湯，名字是「微笑的春季」，讓評論者聯想到在炭火上燒的家常料理。對她而言，「人蔘不可思議的香氣」，讓感官愉悅而暈眩。

香港的餐廳也推出熱煲湯做爲冬季的補湯，盛在一個半甜甜圈形的砂鍋中，使用的食材包括人蔘、燕窩、蛇以及鹿茸。在歷史上，人蔘應該先是被當成食物，後來才被認爲是健康補品。在中國，補品料理有漫長的系譜。中國料理的重點，與西方營養學四大類食物的想法截然不同，通常在調和陰陽。陰是指寒性的食物如葡萄柚、香瓜、楊

桃、香蕉和海帶，而陽性食物是指產生溫暖效果的食物，如胡椒、乾薑、醬油、肉桂和人蔘。在陰與陽之間還有所謂的平陰（蘋果、芒果、茄子、草莓、小麥以及番茄）、平性（牛肉、牛奶、花生、南瓜、青豆、鮑魚、豬肉、蜂蜜以及無花果）和平陽（例如蘆筍）。

依據代代相傳的智慧，母親可以為生病的孩子，在極大範圍內選擇適合的食物。如果她認為孩子濕寒，她可以做一道陽氣的湯。如果他燥熱，燉梨、香蜂草以及蜂蜜做成的陰性甜點，可能有助於舒緩。補湯的範圍從冬天溫暖身子的紅豆湯，到治療粉刺和皮膚疹的綠豆湯都算。你可以煮花生湯延年益壽，或以番薯蓮子湯通便。

「湯和飯之間的關係，就像水與船一樣，」清朝詩人李漁寫道：「當船擱淺在沙洲上，只有水能把船帶回河上。湯可以讓飯更容易下嚥。」在上海菜系中，湯有重要的傳統。許多使用人蔘的補湯，都和上海菜有關。

韓式料理也是如此，人蔘用在雞湯和其他菜餚中。韓式烤肋排有時會先用紅蔘醃上一天，並且伴著炒米粉一起上桌（紅蔘是亞洲蔘經特別蒸曬處理後的產物，僅在南韓某一個場所製造）。

大部分的傳統藥補食譜都用亞洲蔘，但隨著美洲蔘日漸普及，許多大廚也開始嘗試美洲蔘。菲律賓的雞肉與豬肉食譜建議加入蔘、紅棗和薑同煮，一道印尼的燉燕窩也用了美洲蔘。

蘇保羅在他的網站上也列了一些人蔘料理：人蔘威士忌、一道加入紅棗的人蔘魚湯、人蔘火雞填料、人蔘香蕉馬芬蛋糕、拌人蔘沙拉（我懷疑它的味道）以及性愛馬芬糕。

在華盛頓特區的中國城，我在H街一家早餐吧上看到人蔘販售，那裡的菜單包括了粗碾穀物，客群大多是非裔美國人。

然而，對大部分的西方味覺而言，要接受這個味道，還有一段漫長的調適之路。精力湯和凍泥是西方世界踏出的第一步。

北卡羅萊納的農業顧問珍妮・戴維斯則提供一道人蔘巧克力蛋糕食譜。一個位於馬里蘭州的農場，銷售「半野生人蔘精力湯」，搭配浸在醬油、雪莉酒中的鹿肉里脊，香煎後以人蔘絲點綴伴食。

雖然Gensen Rush在商業上失敗，許多其他人蔘飲料與茶飲，在市場仍有一席之地，包括非可樂類的Ginseng Up！「這種金黃色的草本飲料，有一種溫和的香味，以及宜人的刺激味道。」這是它的廣告註解：「而且它具有人蔘提升身體能量的功能」。除了嚐起來像檸檬薑酒的原味，公司也將生產線延伸至檸檬萊姆、葡萄、柳橙以及蘋果等口味。

位於麻薩諸塞州的Ginseng Up！公司經理萊歐妮・塔馬卡多，很確信Ginseng Up！將在市場上起飛，就像可口可樂在上世紀的情況一樣。馬卡多指出，可口可樂也從促進健康的飲料開始，因為無所不在的行銷力量以及甜味的口感，造成大流行。「Ginseng up！也兼有二者，」馬卡多說：「既有益健康又好喝。」

馬卡多來自菲律賓的奎松市，她是一位微生物學家以及Ginseng up！裝瓶工廠的實驗室主管，後者位於新英格蘭的工業城烏斯特鎮的一條窄巷中。烏斯特鎮距離奎松市和人蔘生產地區一樣遙遠，它距離曼斯菲爾德較近。

1996年10月，曼斯菲爾德鎮的中學校長因為3個學生喝人蔘飲料，做出停學的處分。（一位學校行政人員解釋道，這幾個女生相信人蔘可以「帶來亢奮」。他們想要進入迷幻狀況的計畫，引起了這項處分。）

　　在Ginseng up！公司工作超過十年的時間，馬卡多看到這個飲料在市場上穩定成長，從非主流的特殊食品專賣店，一躍進入主流的雜貨店。在她烏斯特鎮工廠的實驗室牆邊，有一整排的長櫃，列著燒杯和盛化學藥劑的小玻璃瓶，牆上裝飾著出自她的女兒以及兩歲大兒子的蠟筆畫。

　　Ginseng up！公司到底使用了多少量的人蔘，很難加以探究。該公司從韓國進口大桶裝的深棕色黏稠人蔘萃取液（ginseng up！的企業主也來自韓國，他堅持韓國人蔘品質最精純），再從紐約運載到烏斯特鎮。馬卡多採樣後，在實驗室檢查萃取液品質，監視隔壁房間大金屬槽裡進行的混合過程，萃取液在那裡混入香料和水。公司使用的水經過木炭、沙子與紙的三層過濾，然後注入二氧化碳。混合物旋轉後流進下層，倒入傳送帶上一列列一體成形的瓶子中，這些瓶子送進高溫殺菌區，並且貼上標籤，在裝瓶室的後面，棧板上面整齊排著白色箱子，裡面的飲料瓶整齊堆疊，並且上好收縮膜，等待18輪大卡車來把它們載到公司的出貨碼頭，送到全國的超市甚至國外去。

　　新的飲料提供西方味覺一個新起點，但是熱愛冒險的大廚，將東西方的混融又帶向更遠的一步。我在十二月時訪問了蔡明，他是暢銷食譜書作者，並以第一個烹飪節目「當東方遇上西方」贏得艾美獎。他也是PBS頻道上「我是蔡明」節目的主持人。蔡和妻子在波士頓高

級地段開了一家高檔的藍薑餐廳,他在那裡展示他融合東西方烹飪的功力,被時人與紐約客雜誌描述為飲食新血脈的領導人物。蔡以幽默的方式解釋他的名聲:「在我們這一行,寫書就取得正統性;如果還上電視,那就被當成大廚師了。」

他參與康乃迪克名流廚師競賽節目的拍攝,搭乘黑色頂篷的銀色林肯來到現場。攝影棚中準備了兩套廚房的景,第一場讓蔡明站在一套亞洲式的木製屏風背景前,櫃子上放了一套日本米酒組和玻璃瓶。錄製短暫的訪問後,他換到一個大廚房中,準備待會兒節目要用的蔬菜。拍攝小組整天都在拍攝名流主廚,開始覺得筋疲力竭了,但蔡明似乎為場面帶來活力,他帶著一種專業媒體人明快、直接了當的自嘲架勢走進現場,坐下來後自己拿出小粉盒,在額頭上撲粉,顯然嫻熟媒體運作。

攝影機啓動,主持人要求他闡述成功的祕密。一整天,其他的大廚談的都是對烹飪的熱情,或是對食物的喜愛,蔡明是唯一談到家庭影響的廚師。他說自己的婚姻美滿,而成功和你身邊圍繞著什麼樣的人有關。

這個廚房攝影棚,距離達頓市購物中心的美食街相當遙遠,但那是蔡明的母親開自己的餐廳「中國廚房」的地方。蔡明14歲開始在裡面工作,沒多久就獲准進廚房幫忙。

他的父親在附近的空軍基地擔任技術與航空工程師,經常為了工作出差韓國,常會帶鋁箔包的蔘茶回來給家人。蔘茶裡的人蔘被磨成細粉,或結晶為小顆粒,在蔡明的回憶中,那杯茶是太空時代東方與

西方的融合，以便利的沖泡方式，品飲傳統的人蔘粉末與複合的香味。他的母親沖泡蔘茶時，也會爲蔡明沖一杯，但會調入蜂蜜。他慢慢學會欣賞茶中單寧的味道，並隨著時間，慢慢發現新的味覺層次。對他而言，茶裡有一種薄荷腦的餘味，他喜歡這個味道。大部分他在達頓市的朋友，都偏好可樂糖漿似的甜味。

然後主持人要求他分享一個烹飪的祕密，蔡明談起他東西混合的文化背景，說他不欣賞「融合」這個字眼，因爲身爲耶魯大學的工程系學生，這個字聽起來像是原子反應的術語，對烹飪而言太沒有感情。他偏愛「交融」，但要讓兩種烹飪交融，他首先得精通食材的傳統用法。

中國人如何使用芝麻油？泰國及馬來西亞人如何運用檸檬草？他談到芒果豬肉鍋貼，以及他對法國荣大師茱莉亞・查爾德（Julia Child）的喜愛。工作人員聽得入迷，他們整天工作下來遇到那麼多人，他是最有魅力的一位。

之後，蔡明把自己的談話拉回主題，因爲製作人只用得上二十秒。「你的意思是普通的二十秒？」他問：「而不是蔡明的二十秒？」

蔡明的廚師生涯，大部分時間持續和人蔘打交道，清楚知道這種味道如何對不同的「舌頭」產生反應。對中國廚房而言，這種食材太昂貴了，不適合一般達頓購物中心的客人。他也不能在藍薑的客人身上嘗試，因爲他們無法接受。對他們而言，人蔘師出無名，而單寧的苦味會留在口中。「人蔘不像松露或真正高檔的香草豆，或其他帶著人們去感覺的食物：『哇，味道真好』」蔡明說：「二者無法比較。」

在家族旅行至歐洲與亞洲之際，蔡明會去品嚐其他傳統與現代的變種料理。（在中國，他和弟弟很驚訝自己被當外國人看待）他在台北的華西街找到人蔘，這一幕至今銘印在腦海中：一攤連著一攤，都是不同的蛇被活生生丟進高湯裡煮。為了烹飪與生意雙重理由，大部分的湯裡加了人蔘。生意的理由是因為高檔的客人喜歡綜合各種神奇的補藥，加了人蔘片，廚師就可以為二流的料理，大幅提高收費。

在家裡，蔡明的家人也會在湯中加入人蔘。在煮香菇雞或亞洲式的湯時，蔡明的母親會投入一支小人蔘，但你得知道它會發揮什麼作用，「因為那是一種非常細緻的味道，你不能用在濃湯中，得加在清高湯裡。」通常湯是最好的媒介，可以汲出人蔘所有的精華，並且平衡其他食材如中式火腿或其他肉類的味道。蔡明絕不會在炒菜中加入人蔘片，即使只是小小的一片，也會讓整盤菜變苦。你可以用清湯慢火燉蔘。

蔡明在耶魯大學唸電機工程（他被期望繼承父親的路），他會和朋友搭地鐵到紐約的中國城，買一些人蔘安瓶。玻璃瓶附上一個小圓石，功用是在玻璃上剗一道裂痕，好敲開瓶口，用小吸管伸入人蔘液裡。那是一種奇怪的飲料，可以為他灌注精力，在疲累時提神。安瓶不貴，喝起來甜得嚇人。蔡明會仔細研究這些提神劑，對人蔘保存年輕與活力的謠言十分好奇。

「我想這就是Red Bull的由來，」他說，半開玩笑地談到目前當紅的提神飲料：「這是我的第一瓶Red Bull。」

蔡明在第二台攝影機的場景前穿上圍裙，在他自己的帶來的砧板

上，揮舞訂製的白刃廚刀。他拿了一支紅椒，在攝影機前片成縱長條、翻轉，再片成細長條。白刃刀然後開始切一條英國黃瓜，以不可思議的速度及刀工，片成極細的薄片。攝影師將鏡頭拉近到黃瓜。明完成後，工作人員爆起今天的第一次掌聲。

蔡明知道自己不想成為工程師，而到巴黎造訪朋友的機會，則喚醒了他對烹飪的熱情。他重回巴黎，進入著名的法國藍帶學校研習料理。巴黎是他發現東西混合烹飪的地方，在他不熟悉的第三個大陸，在傳統與現代交融的城市第13區中國城裡，他發現了人蔘。在這裡，人蔘製成粉末和茶，擺在店舖裡販賣；依據季節與市價，餐廳的菜單裡也會出現人蔘。

「我會騎車到中國城，塞滿背包，然後趕回娜塔莎。」娜塔莎是他當副廚的美食餐廳。蔡明會讓主廚看他買回來的東西：黑豆、春捲皮和木耳。「光人蔘不能當專程跑一趟的理由」蔡明說。

許多年後在藍薑，在某個創作慾旺盛的日子，蔡明試著把人蔘做成甜點。他做了蔘薑蛋糕，看起來大有可為，但是品嘗的時候，他吃不到人蔘的味道。「薑的味道濃烈辛辣，因此你嘗得到薑，但人蔘似乎消失了。」這道菜沒有成功，因為人蔘價格太高，不能隱身幕後。

幾年來，蔡明每隔幾個月就從麻薩諸塞州通勤至紐約，為飲食生活頻道錄節目。在如何炮製令人驚喜的菜餚如亞洲涼菜湯等示範中，他將烹調變有趣了。某一集的「當東方遇上西方」節目，他向觀眾介紹的冬瓜湯，用上了一些人蔘。明的冬瓜湯是上海式的補湯，先把整個冬瓜烤上幾個小時生湯，然後再填入人蔘、香菜、薑和中式火腿，

然後挖出冬瓜裡的湯，就可以上桌了。

「味道很讚。」他說：「傳統的作法是在冬瓜外殼刻上龍或花的圖形，非常壯觀。」他也作其他加人蔘的菜餚，例如北京式的鴨湯，加入大量人蔘和紅棗慢燉，以紅棗的甜度平衡人蔘的味道。

人們不斷從旅程中，為他帶來傳統食材的新作法。蔡明的父親大方地在餐廳中拿出相機，拍下一道特別美味的冬瓜湯，傳電子郵件寄給他。還有一道北京菜，是以老鴨切成塊，以中草藥調味。上海市郊的洪州，是蔡明的祖母長大的地方，蔡家的長輩嘗了一道慢火燉的老鴨，以中式火腿、筍乾和人蔘調味。

在首爾，他們嘗了著名的佛跳牆湯，這道湯混合火腿、菌菇、雞腳、人蔘以及其他食材，封在甕中慢蒸。湯的名字形容它的味道如此甘美─幾乎是性感的─連和尚都願為它跳過寺廟的山牆。另一張照片是蔡明的母親坐在首爾著名的餐廳裡，背後是一張佛跳牆湯的海報。

令人驚訝的是，蔡明從未聽說過美洲蔘。「我從來不知道這個東西，」他說。隨著我們的談話，他越來越好奇，問起美洲原住民如何使用美洲蔘，以及如果兩種物種是因大陸漂移而分開，這是否意味著也有美洲薑？薑和人蔘一樣都是地下莖，我看出這可能意味著什麼。如果有原生的美洲薑，藍薑這個名字就有了更多東、西方烹飪的共鳴意義。事實上，的確有一種美洲草本植物被稱為野薑（Asarum canadense），但它和真正的薑屬於完全不同的品種。野薑的味道像薑，但生長期更久，並非好的替代品。

薑的主要品種Zingiber officinale，沒有美洲亞種。數世紀前，它

由西班牙殖民者從亞洲帶到亞買加以及西印度群島，並成為加勒比海料理的一環，尤其是著名的薑汁啤酒。

但蔡明仍然很感興趣，美洲蔘的存在，似乎開啟了這個熟悉食材一個重新的面向。在我們談話接近尾之際，他問我哪裡可以找到好的美洲蔘樣品，因此我請他和鮑伯·波依弗聯絡，給他一些紐約州產的人蔘。

同時，蔡明說如果我去中國，他可以建議一個品嘗絕佳人蔘料理的地方。我接受他的建議，雖然那不是我在旅行半個世界之後，所預期的味道。

Chapter 12
回到中國

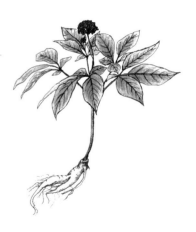

滿州人認為，一個人穿越針葉林、找尋生命之根的危險
旅程，成功與否，完全繫於他的道德品質。

    ——尼可萊‧巴可夫《滿州哈爾濱》(*Nikolao Baikov,*
    Harbin, Manchuria)，1936

    普寧是一個巨大的未知。蘇保羅曾對我強調，要了解美洲蔘貿易
完整的路線，我得親自到中國走一趟，特別是這個位於中國南方的小
鎮。「要寫人蔘，你一定得拜訪普寧。」他說。

    根據蘇保羅的說法，目前普寧是比香港更重要的通路中繼站，而
後者幾代以來壟斷人蔘交易。1990年代，中國的人蔘進口量大增，進
口商開始設法跳過香港，許多人被普寧吸引。但蔡蘇對於人蔘來到普
寧的方式並不了解。

    「走私吧。」他面無表情地說。「那個地方很難到達，在很偏僻的
地區。」他笑了：「那是美洲蔘在中國的中心」

    依據個人的消息來源，普寧以中國走私者之都，或是藥草之都聞
名。吳欽是我在中國的翻譯人員，他是土生土長的上海人，曾在電子
郵件中告訴我，因為走私的滋養，普寧是「中國最狂野的一塊土地」。

    「每一種不可思議的事都在那裡發生，」吳欽說：「超乎你的想
像。」BBC報導在2001年，普寧的居民被揭發有史以來最大的出口稅

務詐騙計畫，當地警方立刻拘捕4個涉案的商人，但整個地區都牽涉在這件走私醜聞中。

依據BBC的報導，這個騙案至少有100個犯罪集團涉案，成員包括家庭主婦與未成年者，共同向中央政府騙取至少五億元。詐騙行為在當地「是公開的祕密，各類人都牽涉其中」。

對我而言，追蹤亞洲與美洲蔘的會合場面，意味著從香港追到中國的廣州（舊稱廣東），沿著海岸到普寧，然後更北到南京。

一踏出飛機，我即感受到旅行中的暈眩。在一個全新的地方，這個世界暫時脫出日常的軌道，聲音和味道變得更生動。為了辨識標誌與人們的手勢，我的緊張情緒有如雲霄飛車。我第一次來北京，在寬闊的天安門廣場乾瞪眼，並在壯觀的地鐵中一番穿梭後，和孫莉莉博士碰面了。他是蔡明的一位家族友人，請我到位於北京城的東部的沈氏靚湯吃午餐。我們在一片亮紅色的裝飾與兩列大鍋之間，享受上海傳統的滋補料理。棕色的鍋裡裝的是「慢火」湯，是在瓦斯爐上煨好幾天的藥湯；白鍋裝的則是「明火」湯，僅煮上五至六個小時。

孫莉莉是國際大藥廠的臨床實驗部門經理，她成長於北京城北，在史丹福讀書，現在負責管理中國的藥學研究，監視實驗設計的條件。莉莉尊敬沈氏靚湯主廚的問診能力，不久前她曾問哪種湯可以幫她消掉臉上的疹子。她解釋道，主廚推薦的菜餚，不僅合你的胃口，也會考慮你的症狀。我們點了人蔘烏龍茶以及兩個含人蔘的主菜，第一道是小分量的「草藥、蛇和雞湯」，第二道是分量較多的人蔘烏雞湯。主廚大概不會推薦兩道菜一起點，但我只有一次機會在此用餐，

我想盡可能把握嘗試的機會。

　　上菜時，一條細細的亞洲蔘在烏雞湯的上層浮動著，另一道湯則同時放了亞洲蔘和美洲蔘。兩道湯的調味及香氣都很完美，但它們嘗起來，嗯，就像雞湯。味道較淡的那道湯留有一點餘味，一種薄荷腦的味道。

　　莉莉向我解釋道，人蔘的味道本來就不該被強調，它加入菜餚的目的，是為了促進健康，餘味則證明你的錢花得有價值。我們也點了蒸蔬菜和一道淺盤，類似石板湯。石板的目的僅為固熱，菜餚內容是牛肉和青蔥，非常美味。後面上的是上海式的豬肉水餃，烹調精緻。但是雞湯薄荷腦的味道，幾小時後卻仍留在我的口中。當我坐在北京地鐵像盒子般的車廂中，我朝圈成杯狀的手掌呼氣，試著品味──或至少辨認──健康的味道。

　　在香港，我上上下下走在島上陡峭的斜坡與都市高樓間，試著找出美洲蔘在這裡的歷史，與它對應的位置。

　　我想知道美洲蔘如何進入這個島，之後又如何到中國大陸的旅程？香港雖然在1997年回歸中國，香港仍維持它的獨立精神，當地免稅進口的貨物，仍受大陸的關稅與規定所管轄。在許多方面，香港仍是一個獨一無二的地方，新與舊交融。

　　香港的美洲蔘市場巨大而難以置信，一箱箱打開陳列的人蔘、傘蕈、海馬以及其他藥物，擺滿了鄰近港口的永樂街5個街廓。一百五十年來，中國貿易商將傳統藥材順著珠江運到自由港香港，進行交易。城市的黃頁電話簿有兩個項次和人蔘相關：人蔘產品與草藥，零售

（286筆）以及人蔘產品與草藥，盤商（105筆），而這還只是英文版的電話本。

我走下碼頭，步上穿越港區的綠色渡輪，船上的工作人員穿著藍色的水手服，領巾上有星星的標誌。我思索著自相矛盾的情報，邊看著一艘駁船在我們附近通過，上面載著紅色的貨櫃，船的側邊掛著牽引機的輪胎。九龍港邊一位華盛頓公約的探員告訴我，她期待未來美洲蔘的運輸能夠跳過香港，直接進入中國的港口，但她仍未見到這種變化，但蘇保羅卻指出這種情況已經發生了。

美洲蔘進出口的一項相關官方數據，也看出一種斷層：根據官方報告，本年度香港進口四百五十八萬三千八百一十二公斤的人蔘，出口三百萬零八千二百零五公斤的人蔘。這意味著當地消費者買掉一百五十七萬五千六百公斤的美洲蔘，等於是把每個男女老幼都算在內，每個香港人吃掉半磅人蔘。

我了解當地的需求相當高（根據這個月的香港Tatler雜誌，這個島上的傳統中藥營運在三年內成長了10％，這和經濟蕭條的心理壓力以及對股市交易員的影響有正面相關。陽萎成為流行，原因可追蹤至財務困境導致的壓力、沮喪以及天氣「濕熱」的效應，而人蔘、鹿茸、鹿鞭、乾海馬和淫羊藿，都是普遍的治療劑）然而，每人半磅人蔘？我判斷許多人蔘被偷偷出口，是比較可能的答案。

我停在永樂街一家很簡單的店裡，看著打開的木頭抽屜。店員向我展示他稱為高品質人蔘的樣品，一兩三百三十港元，或每磅九百二十美元。他用削皮刀切下兩片樣品，我放入口中。

「威斯康辛來的。」她說。

幾個街廓外摩登的皇后大道上，雙層電車駛過傳統中藥店明黃色的立面。這家店的正面有一個紋章裝飾的金色圓柱，以及全套盔甲的武士，騎在馬背上。展示櫃上的主角是配好的養氣丸和鹿尾丸，玻璃櫃台下面的銀面箱子，整齊陳列裝著人蔘的抽屜，依種類清楚地標示：野生人蔘，圓形，4號，大約每磅四千一百八十三元。昂貴的是五根長蔘包在一起，野生蔘1號尺寸，定價十二萬港幣——每一根超過三千一百五十美元，這是我想像價格的十倍！較低階的是小包裝的栽培蔘，已切片。我走出去時買了一包，約十一塊五港幣。

永樂街是我該來的地方。蘇保羅的分公司在街的這一頭，羅大衛的新明行則接近另一頭，在一棟側邊鑲有巨大加拿大楓葉的建築內。街邊迴響著鳥鳴吱啾聲，這聲音來自於一棟雙層公寓開放式的露台，屋裡從天花板垂下至少一打木條編的鳥籠。兩個賣釣魚裝備的店擠在辦公室與餐廳間，看起來相當突兀。很難想像這群住在半山的股票交易員之中突然出現一個釣客。

新明行的經理陳麥可打開了一個上鎖的鐵柵，讓我進入貨棧辦公司。我們坐在一個空盪盪的桌前，附近堆了一些盒子，一道喝了幾杯蔘茶。他不願意明說前幾年他們進口多少人蔘，但承認是中國進口人蔘的前五大之一。對於我進一步的追問，他笑了。「我不承認也不否認。」他說。

但他願意向我解釋整個進口流程。羅大衛和我護送到甘迺迪機場的野生蔘，在香港機場由陳接回。

依據法律，他必須請求政府華頓公約的探員檢查文件，然後才准從機場放行。之後人蔘來到貨棧，賣給等級協會的買家。一般而言，他們以封閉的拍賣或是直接銷售方式銷貨。直接銷售的話，新明行將邀協會中的買家進行私下的鑑賞，並且逐一商議價格。拍賣會也限定只有等級協會成員可以參加，在碼頭附近的文咸街舉行。近年來拍賣會減少，因為買家偏好直接購買。2002年秋季的收成，香港僅在新年之前辦了3場拍賣會，新明行主持最後一場。

在拍賣會上，進口商在墊子上倒出桶內的人蔘，買家可以檢驗，並在心中計算「如果我以不同的等級定價格，這一批大約值多少？」他們會在一張紙上寫下數字，讓新明行收齊紙條，接受最高的出價。桶子會由協會行政人員重新封蓋，並寫下買家的名字。買家可以接下華盛頓公約的文件重新出口，或是在香港賣出人蔘。

新明行主要透過協會販售，就像五十年前一樣。羅大衛和陳都有親戚在人蔘業，在兩人的童年時期，他們的家族就互相認識了。陳去了澳洲讀電子工程學，從未想過加入家族事業。像羅一樣，他接受工程師的訓練，卻同時相信中醫臨床經驗的證據。

「中國人認為人蔘是一種促進健康的催化劑，而非直接改善健康狀況的藥物。」他理解西方的科學研究想找到直接造成生理變化的媒介，但中醫的藥材沒那麼簡單。他引用了化學的類比，解釋美洲蔘與亞洲蔘的使用概念：如果PH值7（中性）是正常情況，則你會想讓身體平衡在7附近。但如何達成這個目標，和你的起始點有關：有些人體質偏酸性，因此必需增加酸鹼數值；有些人則偏鹼性，要降低這個數

產地不同 功效不同

　　藥學專家凡洛‧泰勒所說的：如果你過度亢奮，想要藉著人蔘加以鎮靜，美洲蔘是你的選擇。反之如果你需要振作能量，亞洲蔘則可能是你需要的植物。

值。依據個人的系統，醫生會開亞洲蔘或美洲蔘處方。

　　1960年代以來，生意的變化相當大。當時美洲蔘市場被紐約的一小群人所掌控。「我不應該用黑道這個詞，」陳說：「紐約商人聯合壟斷或什麼的，可以稱他們為寡占商人，他們阻止新明行直接向阿帕拉契的採蔘人購蔘。一直到1970年代，羅大衛開始進行公路之旅，公司才能跳過聯合壟斷，直接和美洲採蔘人以及亞洲的盤商交易。」

　　陳對於產業持續的變化不甚清楚，但承認自己的經營模式相對保守。「對我而言，正確的觀念以及商譽，比賺錢更重要。」他說。是的，生意逐漸轉移到大陸去了，但他無法明確說出哪裡，他把這個問題留給別人回答。這八年來，他看到中國的需求大幅成長，主要是針對較便宜的栽培蔘。但中國大陸的政策改變令人困惑，而且越來越多官僚政治的介入人蔘產業，他覺得很挫敗。

　　和新明行的大貨棧相反，蘇氏健康人蔘是街上一家小小的零售店。分公司的經理王賽門出現在店面時，我很驚訝他那麼年輕。我們在櫃台前坐下聊天，他的膝蓋一直精力過剩地動個不停。在櫃台後面，兩個店員秤量本日特價的藥草，仔細裝在塑膠袋中，服務偶爾經

過的客人。

如果新明行是老派的進口盤商，蘇的公司就是積極整併的現代化企業，兩種經營方式的差距相當明顯。蘇進行農場貨源到零售的垂直發展，在水平擴張方面，銷售的產品也放寬至人蔘外的中草藥。「我們的生意方式是企業化的。」王同意我的觀察。

王在人蔘業完全沒有家族人脈，他童年時，人蔘對他的家庭而言太奢侈了。「那是一種昂貴的東西。」他說。直到他在香港的一家小旅社工作，韓國客人偶爾把人蔘當禮物送給他老闆，他才第一次看到人蔘。王在德州讀傳播，之後搬到紐約，在中國城的一家華文報紙當記者。他在1994年遇到蘇保羅，很快開始在蘇位於紐約的分公司工作。一年後王回到香港，協助成立新的蘇氏分公司。

亞洲金融風暴在1997年爆發，野生美洲蔘進口量暴跌。大約是王在九龍港區開了新店之際，區域經濟觸底，香港主要分公司的經理辭職。王本來期望以副手的身分在一家店學習，這會兒得同時管兩家分公司。

在經濟仍然低迷之際，王的客人多半買海上運輸的、較便宜的栽培蔘，以及其他像燕窩等藥材。他處理全亞洲運輸的傳真、電郵以及電話。（大部分客人仍然偏好用傳真，因為許多中文字無法用電腦鍵盤打出來。追蹤貨物運輸，電子郵件則是好幫手）計算訂單則需要另類而卓越的翻譯能力，因為美國華人使用盎司，香港用清朝流傳至今的斤和兩，大陸客人用公克。

每當船隻進港，王會派卡車到九龍貨運終站，請華盛頓公約官員

確認貨物並放行。「他們需要蓋章。」他一邊以蓋章的動作拍自己的膝蓋。我想像中，沾上大紅印泥的方形章，和中國皇后號停泊在廣東所需的章款式相同。華盛頓公約辦公室會派一位官員，以10比1的比例隨機打開桶子，進行抽驗。

王也曾是記者，當大部分人只想表現細節的切片時，他認同我想要描述人蔘歷史全貌的努力。他提供關於香港人蔘等級協會保壽堂的協助，但警告我它是一個嚴格而祕密的組織，只有1或2位成員願意和我聊。他介紹一位他稱林姐妹的會員給我，她在皇后大道東經營一家店，店裡幾乎只販售人蔘，我們在一個巷子裡找到那家店。好幾打裝了不同形狀人蔘的箱篋打開來擺在店中，放在乾海蔘的後面。入口處有一個紅色的供神小祭台，門楣上有張布條寫著「威斯康辛人蔘」。牆上掛著貴重的亞洲野蔘包，零售價約一千兩百美元。野生美洲蔘在篋中，野生亞洲蔘在牆上。這是兩種蔘會合的地方，不在一個林蔭蔥密的中生植物森林裡，而在這個熙來攘往的城市街景中。

林秋宜市場嗅覺敏銳，她在這個產業超過二十年，是少數能進入等級組織的女性之一。林沒有來自家族的關係，和大部分的女性從業員有丈夫或兄弟同在這個產業不同，她謙稱自己仍在學習人蔘多樣化的分級標準，但她為我示範她的分級員如何看出細微的差別。她觀察人蔘的顏色、形狀、皺摺、尺寸、質地，以及握在手中的觸感。她可以辨別手中的美洲蔘，是產於中國或美洲。

「產於美洲的較密實些。」林秋宜說

傳說中的等級協會辦公室——保壽堂人蔘與鹿茸協會，則要安靜得

多。在一個難以歸類的商業建築二樓，大的銀色字統領了黝暗的電梯門廳。協會門上鎖了，因此我按下門鈴。我可以看到裡面有燈亮著，也可看得出會議室的樣子，但沒有人應門。這個地方是熱鬧市街之間的寧靜聖堂。

我從香港搭一小段火車來到廣州，這是一個新舊並陳而且多雨的新興都市，不規則地延伸在珠江兩側。你可以在這裡的西平市場，瞥見人蔘產業的零售面。1970年代末期，這裡在鄧小平的市場濟體制下開放，是中國第一批開放的市場之一，裡面佈滿了走道和攤商。我站在外國人特區的對面，在十八世紀，那是歐洲水手及商販居住的地方。

我跟隨翻譯雷蒙，經過市場裡一列又一列的草藥商。裝滿人蔘片的袋子，陳列在一盒盒的傘蕈和海馬邊，這些是家庭大宗使用藥材的供應地，沒有人會帶醫生的處方或藥草學家的指示來此，有其他藥店提供這些功能，這裡主要是折價的藥品。我們通過一攤又一攤的商舖，雷蒙向我解釋他偏好買整塊人蔘，從不買人蔘片，因為他懷疑商

野蔘與栽培蔘的分級

野蔘比栽培蔘更難分級，因為類別多達2倍（超過50種），而且利害關係更大，不同級別之間的價格變化更劇烈。相較之下，栽培蔘的價格變化平緩得多。分級者同時必需掌握地區偏好—— 香港和廣州的買家要見到頸上的皺摺，其他地區則直接切掉蔘頸。林的分級員用手剪修整後，把人蔘分級到不同類別。修剪也會影響進一步的分級。

人已經提走其中的精華。

我們和一位20多歲的人蔘商販談了一下。他的深藍色西裝扣住，但沒打領帶，有一種日本黑幫的風格。他在普寧市長大，從人蔘挑選員開始做起，現在載著美洲蔘往沿海方向400公里遠，來到了市場。他顯然認為我是出口商，想找門路在中國市場祕密賣掉我的人蔘，就像十八世紀的美國商人在廣東的商店探路，找尋黑市的入口一樣。

我想找中國皇后號上岸的地點，情況一開始就很順利。雷蒙找到一度設立商人等級組織的街道13行路。他帶我沿路走到港區和黃浦島，那是兩百年前皇后號停泊接受海關印鑑的地方，目前成了工業廢地。廣州爆炸性的發展，摧毀了甚至更新的房子，即使這些房子仍能住人。我知道很難在此找到二個世紀前出現在港區的9層塔樓了，但仍堅持一試。

在問過幾次方向後，我們站在凌亂的公園中一棟外觀古舊的塔樓邊。它的附近是沼澤地，上面停了一艘龍舟。一位在附近工廠工作的女人說，我們在找更高的塔，可能是在文化大革命之際被摧毀了。

雷蒙警告我：到普寧的路上並不安全，沿岸的走私客可能造成危險。他嘲笑我想搭巴士的想法太瘋狂，催促我在皮包裡放一點零錢，好讓竊賊心滿意足地放過我，其他的錢我應該藏在胸口。

我在巴士上想著他的建議，司機頭上的螢幕正播出成龍主演的電影「紅番區」。我從窗戶凝視著外面的峭壁和波浪起伏的山峰，壯觀一如中國的潑墨畫。巴士離開高速公路後，轉眼置身於地勢起伏更劇烈的山間，然後走一條寬敞卻不平坦的路進普寧。進城的路兩邊是商業

帶，一家家比鄰的盤商，賣著我無法想像是當地需求的東西：一大堆全新的小卡車，仍裹在運送的塑膠布中；乙炔手電筒擺滿了水電行的店舖。看起來這個地方似乎正承受巨大的變化，但是無法辨別是爆炸性的成長或毀滅。整個城市的街廓覆蓋在瓦礫堆中，到處都是廢墟，人們走過垃圾堆旁邊的一幕，看來活像戰後的倖存者。我們走過一堆又一堆巨大的輪胎、被拆解的卡車殘骸，以及一條發臭的河。

司機從後視鏡裡與我四目相望，同時伸出他的右手臂，向我指出我的旅館位置。這是唯一有執照可以接待外國客人的旅館，但在我的居留期間，我沒見到任何外國人。

當晚我和預先雇好的翻譯人員金碰面，她是一位嬌小的女士，一路上穿著同一件羊毛格子外套。她向我解釋自1979年鄧小平改革開放以來，普寧一直是一個走私中心，一開始是小型電氣用品，很快發展成汽車與更大型的貨品。當地的官員看到一扇沒關緊的門，於是他們把門開得更大，但是人們不願談這些事。

顯然我在BBC的報導中看到的商人謀殺事件，吸引了北京的注意；他們死在當地警察人員手中，則引來中央政府的憤怒。雖然最近一宗廈門的走私案，讓鎂光燈從普寧移開，但這個城鎮仍在中央政府嚴密監視下。金說，這裡的人恐懼吸引更多的注意力，我們真的不知道明早在蘇的同事蘇維明的店中，會得到什麼樣的接待，能問出多少資訊。

我降低希望，不再期待能在普寧獲得什麼。第二天早上，一部深綠Sedan車拉上後窗簾，滑進旅館門前，蘇維明走了出來。蘇是一個機

敏的男人，比我想像的年輕。他穿一件暗色系的毛衣、運動夾克、深色寬鬆長褲以及鞣皮船鞋，較普寧男人喜歡的黑道打扮，顯得不那麼正式。在手臂上，他別著蘇氏健康人蔘的徽章。他很苗條，大約40歲，走路時高高地抬著頭，看起來友善而忙碌。

蘇急切想向我展示讓普寧被列在地圖上的藥草複合市場。他解釋道，普寧位於山與海之間的地理位置，是這個鎮擁有悠久藥草傳統的關鍵。普寧代代相傳的當地專業，近二十年來才展現經濟上的作用。

廣州的西平市場也許是鄧小平體制下第一個開放的市場，但普寧卻是牢牢掌握成長機會的城鎮之一。普寧政府極力招商，以大力建設鎮上的複合市場以及降低中央政府徵收的關稅，協助鎮上的藥草商人和廣州市場競爭。走私因此成了一種較粗糙的方式，當地人寧可稱它是一種促進當地經濟的策略。

蘇帶我參觀藥草複合市場時，我一再被他口中的「硬體」誤導，後來才知道，中國人在盡可能的情況下，喜歡使用硬體這個詞。蘇在青少年時期就進入藥草產業，距離現在不止二十年了。他在鄉下長大，是8個孩子裡的老么，17歲就離開學校。當時藥草貿易仍是危險勾當──在1970年代早期，中國境內任何貿易都是危險勾當，資本主義則是嚴重的違法。「商業被禁止。」蘇說：「但如果你有種，就可以賺大錢。」他自己挖藥草，最後收集到足夠的資金做生意。一開始他不太了解藥草植物，不知道自己該找什麼，因此他求助於他的家庭醫師。然後，蘇深入更荒僻的地方，從村人的手中帶回藥草，並在城裡轉手賣掉。

還不滿20歲，他就賺到足夠的錢，為父母造了一棟昂貴的房子。在中國，建造一棟房子，意義不止於身分地位的表徵，而且是一種責任，表示每一代的人成就都比下一代更輝煌。蘇為家族蓋的房子，就建在鎮東邊的一個山腳下，與一條河遙遙相望。他謹慎地考慮過風水：背山面水象徵著大吉大利，這個房子庇蔭家族發展，也是細緻工藝的聖地。門上的雕刻、石雕的水落管，以及起伏波動的屋頂輪廓線（一種潮汕傳統稱為「猛虎下山」的樣式），讓總工程耗去了二十萬元人民幣——大約二點五萬美元，即使在現在，都是一大筆錢。（政府最近的住房政策，對傳統建築並不友善，理由是數百間單層建築，比不上方形建築的公寓，能更有效用空間。愈來愈少傳統住宅的建築申請，能得到核准。）

　　蘇的專業是人蔘交易，並為美洲蔘進口找到利基市場，他評估後認為值得一試。與此同時，政府也改變策略，在鄧小平的體制下，二十年前地方商業終於合法化。就連繞過現行外國進口貨物的關稅的國貿黑市，也可能就地合法。另一方面，如果市場體制的進行有任何可乘之機，蘇無法坐待不介入走私。如果他一直坐等市場合法化，一些大的勢力早已瓜分大部分的市場。

　　普寧的藥草複合市場又大又現代化，不像廣州那個擁擠攤檔的集合。巨大的門廳挑高5層樓，鑲嵌整片黃色玻璃；挑翼的角落與綠色瓷磚的屋頂，則呼應了潮汕建築。這個地方看起來就像是美國購物中心的戶外版，超過117英畝的地坪，這個市場面積有美國購物中心的一半。裡面是井然有序的灰泥牆面店舖，以及一個中央設備，兼任藥物

實驗室以及股市交換中心。

市場裡的店舖很快就被租滿了，每一筆租約都簽約五十年，而且後面還有一堆盤商排在名單上，等著東翼擴建後入主。許多商販都有三代以上的經驗與投資，大部分都來自普寧當地。

令人驚異的市場規模，是陳德風的傑作，他是一個藥草商人，退休後重出江湖，在1997年領導一群人，花了當地政府一億五千萬人民幣（約一千八百七十萬美元），蓋了這個傑作。陳長得像亞洲的恩斯特‧波寧，但是更好看一些。蘇將他與明朝的李時珍相提並論，李時珍是中醫學上畫時代的指標，他的藥學鉅著《本草綱目》耗時二十七年才完成，刊行於1596年。李時珍的雕像就立在複合市場的大門前，蘇認為他的朋友有一天將以相同的方式被記在歷史上。

陳對這一番吹捧置之不理，領我們穿過中央的大理石廳，來到五樓一個藥物分析的實驗室。在這裡，光電比色計和其他高科技的設備，全覆在塑膠布下，等著分析植物樣本。4樓則是會議室以及會客區，來自12個不同國家的貿易與政府代表最近曾在此集會。其他相連的房間裡，擺著植物學的樣品、植物分泌物、礦物結晶以及動物內臟，美洲蔘在此有崇高的地位。

根據陳的說法，普寧市場的規模，在過去十年間擴大3倍。他向我指出6部成列的監視器，這是用來追蹤市場價格以及趨勢的利器。此地是扼守中國藥草價格的關卡，是藥草市場的道瓊指數。普寧是廣東省最大的傳統中藥市場，可能也是全中國的藥草中心。人蔘貨櫃運送到二個小時以東的汕頭港，再用卡車運到普寧。美洲蔘市場規模雖小，

卻有重要的市場地位。我們在市場上閒逛，小卡車背後一列熟悉的百磅裝棕色桶，正從貨櫃裡被搬出來。蘇向我們解釋道，一批貨剛從加拿大到達。

在蘇自己的店裡，「美洲蔘」幾個字以閃亮的字體標在門上，背景是綠色底。右邊牆面掛的壁飾是威斯康辛州一片蒼翠的人蔘園、紅色的漿果，以及威斯康辛人蔘農業總會的明顯封條。壁飾的最後是手上拿著巨大人蔘的蘇保羅，看起來萬分富足，地位無比崇高。牆上明顯的位置也掛了一張裱框的照片，裡面是蘇保羅和布希總統的合照。蘇在兩黨都有人脈，而這就是回饋：在中國，要建立影響力，一張照片勝過千言萬語。

在樓上，蘇描述他如何遇見蘇保羅。1990年，蘇到香港訂貨，蘇保羅正在當地籌設分公司，兩人透過共同的熟人而連上線，沒多久他就向蘇保羅買人蔘。蘇保羅在中國的分公司所建立的網絡（3家，再加上設在南寧的中國總部），讓運送美洲蔘容易得多，蘇再也不需要經常往來香港。他告訴我，從去年十一月至今，他進口超過十三萬六千公斤的人蔘。

蘇不斷從一個小陶壺裡，幫我們兩人添上新的工夫茶。他說廣東人一天喝上三至四回的茶，尤其是在餐後。「三茶四飲」是當地人的說法，它的意義令我卻步。

當地稅務機關負責人來加入我們，他穿著鮮艷的藍色上衣，肢體很放鬆，看起來還比較像走私客。他和藹但唐突地插進我們的對話，隔著好幾袋威斯康辛人蔘和蘇說了幾句話，然後就離開了。在我停留

普寧的三天內，他又出現了好幾次，我懷疑他是否在監視我。他曾向我指出，普寧的海鮮市場，正是這一帶企業繁榮的縮影：這裡的魚販最遠來自新加坡，到普寧市場販售漁獲。每天早上六點開市，不到十點鐘，所有東西都賣光了——普寧甚至不是個大城市，也不靠海！他說，這種情況，是對廣東人以及其商業才華的禮讚。

我問起兩年前那樁走私案，蘇承認這個事件傷害了藥草市場的成長，讓商販必需付更高的稅。稅務人員拍蘇的腿，說不只是藥草市場受影響，整個城市都倒退了十年，市政府差點因此事件破產。比起中央稅上漲，更糟的是聲譽受損，必需花上好幾年才能回復，但他有信心普寧能恢復舊觀。

蘇隨即補充道，未來端賴努力。中國加入WTO後，進口關稅從35％降到11％，未來可能降得更低，這是一大利多，最終關稅將會低到不再成為問題。為此，蘇和收稅官都欣喜於全球化的發展。普寧使香港人蔘之都的地位相形失色，現在全世界都要聽從普寧的領導。

蘇和陳帶我去吃海鮮，這是當地的特產，我從沒見過那麼多活的蝦、蟹、魚、鰻以及其他的水產，陳告訴我每一種物產對身體的好處。然後，在煮豆腐、嫩花枝、魚丸、魚子爆蟹腿、串蝦以及糯米飯後，他們抱怨起首都北京。他們說，北京那麼擠，一天只能辦一件事。「在北京，你了解自己真是個芝麻官，」陳說，指的是首都官員人口的高密度。他補充：「在廣東，你了解自己真窮，」這是對於當地財富流動的註解。

「在海南島，你了解自己多不擋事。」蘇邊盛湯邊開玩笑，他說的

是廣東沿海這個渡假勝地妓女成群的奇觀。

　　整個訪問過程，我被陪著一個地方換過一個地方，接受主人殷勤的款待。在金葉飯店的那一晚，我們6或7個人被領到一個私人的餐飲／卡拉OK的套房，裡面有全套的音響設備和彩色燈光。蘇和我坐在一張厚絨沙發上，稅務官站著，滔滔不絕地談起當地的政治。他現在講得比較大聲，似乎有點醉了。但是晚餐時他婉拒了啤酒，喝的是藥草茶。

　　蘇和我時時以青島啤酒乾杯，穿著紅制服的年輕女侍一盤又一盤端出佳餚：豬尾、炒蜂幼蟲（味道清淡，有一點甜度）、魚和地瓜合煮的菜、杏仁湯、一盤混炒人蔘、牛肉、蔬菜和辣蘿蔔的菜、素菜餃、更多炒豆腐，以及非常精緻美味的手工小麥牛肉麵。我應該因為詢問走私等敏感問題而被毆打，卻被招待美食美酒。桌上的旋轉檯轉著，行動電話鈴聲響起。就在此時，威斯康辛農人把走私者與作家相提並論的那番談話，回到我的腦海。我看著周遭，想著：這真是一個奇怪的地方。

　　普寧的最後一個早晨，我到蘇的店裡道別。他在辦公室裡，和一個來自汕頭、年紀比他輕的人，談著關於人蔘的事情。他的桌上放著一分當地的剪報，是關於洗錢的新規定。在我拜訪中國的期間，英文報上天天都有官方的聲明，指出政府將嚴打賄賂。

　　蘇開車載我和金回到旅館，這是他道別的方式。經過城裡的成衣市場時，他說：「四、五年前，你可以在那裡找到來自世界各地的各種布料。」但現在市場幾乎是空盪盪的，一列又一列的商販，卻沒有客人。逃稅醜聞後市道一落千丈，把生意逼到廣州去了。煙市一樣不

振，唯有藥草市場仍然存在，蘇堅持這是因為當地的人蔘走私情況本來就不嚴重。他甚至大膽指出，不管走私者做了什麼，都有益於當地經濟；另一方面，進口關稅只幫助中央政府增加收入而已。依他的觀點，走私是一種合理的地方政策。

在中國，每一處都有一個地標，標示著被遺棄的過去，與現在和未來之間的分界線。找尋人蔘歷史過往之際，我無法避免地對比它的未來。在香港的最後一天，我從漫長的電扶梯向上來到半山，一直想著新明行經理說的話。幾杯人蔘茶下肚後，我問他關於野生人蔘的未來。

「我沒有水晶球可以看見野生人蔘的未來供應。」他說。然後他朝前彎，貼靠在自己的臂上，扮著鬼臉。他說即使野生蔘沒有未來，但美洲蔘未來可期。

看著電扶梯下面狹窄的街道，我懷疑他的真正意思。也許現在正是植物跨過野生到完全人工栽培門檻歷史性的一刻，從此與人類不再分離。也許人蔘仍有漫長的未來，但將不再神秘。或者也許人蔘奇特的休眠能力，某一種暫停生長的能力，讓野生蔘逃離即刻滅種的壓力，這是其他物種辦不到的。人蔘將等上幾年，等著挖蔘熱、濫採或洪水過去。

永樂街的斜坡上方，有一群俯瞰著港區以及九龍半島的建築，那是香港大學的校區，裡面有一座閃閃發光的生物科學大樓。而我的採訪之約，當然不在植物學系，卻在動物學實驗室裡。即使在香港，人蔘也被視為野生動物。有個班級剛下課，學生穿著流行的保暖夾克走出來，夾克上以紅色字體寫著「生物科技」（biotechnology）。在一個

塞滿《稀有魚類》、《法庭鑑識科學的演進》、《鳥類病理學》等各類雜書的辦公室裡，梁博士和我分享人蔘的未來。

梁博士以中醫藥的角度談論人蔘，同時談到人蔘皂苷以及臨床實驗的結果。他在美國的默克藥廠工作過很多年。「我認為基因將指出植物的身分」他說：「當我看著中國草藥，我的文化告訴我：『它有效。』但我的科學背景則說：『資料不足，難以證實。』因此，我開始研究草藥的基因。」

他創造了一種使用DNA序列，為人蔘按「指紋」的研究方式。他抽取DNA的方式，是將碾成粉末的乾燥人蔘泡在液態氮中，並且加入濃縮溶液，培養半個小時，之後進行冷凝與進一步的萃取。最後，他將溶液倒入離心機，得出含DNA的微粒。依照這個方式，他得以指出重覆出現的基因序列，在兩種penax種之中都有。這種序列在亞洲蔘豐富4至5倍，讓他從小小的樣品中，就能辨認出是亞洲蔘或美洲蔘。人蔘基因組多樣化的基因庫，協助他能夠辨認其他更小的差異指標。梁博士的指紋技術，做出香港分級人員依據顏色、質地與形狀所做的辨識，並明顯指出植物的來源，並且進行比較。威斯康辛的農人曾在會議中強留梁博士，請他鑑識他們的人蔘DNA，以證明這些人蔘來源的可靠性。

梁博士能辨認威斯康辛人蔘與紐約人蔘的差別，甚至是同一個農場與10哩外另一個農場人蔘的不同。這項能力可以鑑定行銷廣告的宣傳真偽，指出種籽的原始來源。蘇保羅如此形容梁博士的工作：「我可以從外形辨識人蔘，他則是從內部。」除了確定人蔘來源，梁博士

希望這個研究能使用於所有藥物群落，最終完成植物對人體生物效益的完整檔案。這是長遠的目標，但如果成功了，將改變西方消費者的觀念。

不過商人對此並不感興趣。亞洲是人蔘最大市場，這裡不需要任何科學佐證，就可以把人蔘賣得嚇嚇叫，所需要的只是貨源。亞洲人對人蔘的功效深信不移，但對更進一步的資訊則不見得有回饋。「整個行銷體制簡直不可思議，」梁博士說：「此刻甘迺迪鎮貨棧的人蔘，比世界其他地區都要多。」

人蔘之旅總是指向驚奇，但就像梁博士的研究，它也指出了解的鴻溝。購買野生蔘的人通常不知道它們與美洲森林生態的連繫，至今也仍然沒有人能精確了解藥草進入人體後產生的變化。了解人蔘的基因組成也許回答了一些問題，同時也提出新的問題。

梁博士期望這個產業最終能發展出標準的技術，指認人蔘和它的基因來源。我想著相關的人與故事，全在人蔘上留下指紋，一起倒入香港的貨棧：卻洛奇的傑瑞·沃爾伏的人蔘；卡羅萊納西部珍妮·戴維斯的農人植物；卡那瓦河谷弗烈德·海茲的半野生人蔘；亞伯拉罕·依旺和他在威斯康辛中部的農田；波依弗在卡茲奇白色帳篷下的人蔘，全部快速地奔向「氣不足」的人們。儘管傳出滅亡警訊，人蔘似乎仍然擁有大量的能量與神祕。

我是理解到，至少人們加在人蔘上的神祕力量，部分來自人類內在自身。這是「綠野仙蹤」的神奇時刻——巫師看到稻草人有了頭，而桃樂絲一路帶著她回家。努爾哈赤以人蔘傳喚滿州的力量，拉菲陶

則因爲人蔘開始思索新舊大陸的關係，成爲破解理論的關鍵。波依弗也從人蔘裡，找到補充與保存能量的管道。關於野生人蔘的未來，它如何獲得與失去價值，它的化學作用的謎團，都和人類息息相關。「人蔘和人類關係密切，」森林植物學家蓋瑞・卡夫曼曾說：「也許因此反受其害。」然而，這種密切的關係，也能啓發其他可能，讓我們在找尋人蔘的祕密之際，瞥見身爲人的價值。

　　人蔘的歷史向我們指出，幾世紀以來，多少人珍視美好的食物、健康與財富，但同時也關注無形的東西如傳統、長壽和甚至（最近的）生物多樣性。人類是人蔘的掠奪者、傳佈的媒介，並在少數的情況下，成爲它的保護者。目前這個植物正擺盪危險的節點上，最終也許只有在人類體會自己在自然世界神祕的地位後，我們才能眞正理解人蔘的天性與本質。

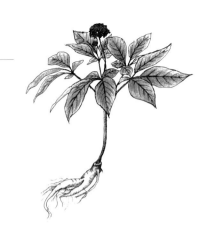

附錄
人蔘的食用方式
與食譜

　　除了許多已經在成分中註明含有人蔘的現成產品外，還有一些加工方式，可以將人蔘做成簡單的補品。不過，我在此寫下的並非醫學處方，在食用人蔘或其他任何藥用植物前，你都應該諮詢持有證照的藥草專家、營養學家，或你的醫師。

　　購買乾燥蔘的時候，選擇結實、淡色的產品，避免縐縮的人蔘。

　　一般而言，市場銷售的人蔘根都經過清洗與乾燥的程序。將人蔘儲存在密封的塑膠袋中，可以在冰箱的保鮮室存放十天。在《美洲蔘：綠金》一書中，作者史考特‧培森註明理想的人蔘攝取量，是每日二至三公克，大約等於一片小指甲或杏仁片大小的人蔘。

　　最普遍的人蔘食用方式，是直接咀嚼薄蔘片或是製成蔘茶。乾燥的人蔘片可以像甘草精片一樣直接咀嚼。如果要備製蔘茶，取大約10片蔘片，放入1夸特（946cc）的滾水中，如果需要，還可以增加熱水的量。許多人會再加入糖或蜂蜜，讓蔘茶適口些。

　　第三種備製人蔘的方法，是在清湯中放入一片人蔘，慢燉至少一

小時。也可以在蜂蜜罐中放入整條清潔過後的人蔘，製成人蔘蜂蜜。在整瓶伏特加中浸入一段新鮮人蔘，可以調出功效更強的飲品。

傳統中醫理論認爲，人蔘是一種平衡陰陽的膳食。在此理論中，任何生命皆帶著不同程度的陰與陽。一個人身體陰或陽的特質，決定了均衡膳食的組成內容。根據芭芭拉・洛區所著的《女人健康療法新選擇》中尼茂新博士的描述，陽性強的人通常外向、有時富侵略性，並且較可能感覺燥熱，並因爲壓力、充血、便祕、頭痛、心臟疾病與其他陽性症狀的疾病而困擾。相反地，陰性的人較傾向於安靜、內省、對冷敏感，並且容易疲倦、肥胖與腹瀉。

有些食物如辣椒，具有暖身的功效，通常都是陽性食材。西瓜與其他鎮定身體的食物大部分是陰性。亞洲蔘據說是陽，美洲蔘是陰。也有所謂平性的食物，例如糙米和萵苣，它們不會讓身體變熱或變涼。有益健康的膳食應以平衡的分量，融入以上三種食物，而且食譜隨季節變化。

「一般來說，這樣的飲食含大量穀物與蔬菜，食用大量豆類與黃豆製品，並有水果、堅果和種籽。紅肉、雞肉和魚類則是佐餐的蛋白質來源。」尼博士表示。

以下是幾分不同來源的食譜。在烹調人蔘前，先清洗、去除蔘面上附著的泥塵，並泡在水中至少十分鐘後，在水龍頭下以小刷子去除隙縫中的灰塵。

有些人建議除掉小分叉的鬚根，因爲這部分苦味最重。

人蔘雞湯（6－8人分）

材料：

● 全雞1隻 ● 去皮山藥12片 ● 枸杞子2茶匙 ● 中型人蔘1支 ● 米酒1/4杯
● 去皮薑片2片 ● 蔥1支（切成長條）● 雞高湯6杯 ● 鹽1茶匙 ● 香菇8朵

作法：

1.將雞從中間剖開，在滾水中燙二至三分鐘，然後放在冷水中沖淨。

2.將山藥、枸杞子和人蔘排在燉鍋中，最上面放雞肉。放入薑與蔥，並
  倒入高湯、米酒與鹽巴，並蓋緊鍋蓋，小火慢燉至少二個小時。

3.以溫水將乾香菇泡開，加入雞湯後再燉一個小時。舀起薑與蔥，並且
  在雞肉上擺人蔘，然後就可以上桌了。

食譜來源：http://www.China-on-site.com

人蔘牛肉（4－6人分）

材料：

● 醬油1茶匙 ● 葡萄酒或雪莉酒1茶匙 ● 糖1/2茶匙 ● 青蔥3－4支
● 牛里脊肉半磅，切成條狀或厚片 ● 大蒜3瓣，切碎 ● 黑胡椒末1/8茶匙
● 蔬菜油適量 ● 人蔘片1/2杯（新鮮或乾燥皆可）

作法：

1.醬油、糖與雪莉酒混合後，將牛肉浸泡在此混合調味醬中，冰存至少

二小時。然後將肉撈起，保存醬汁備用。

2. 以蔬菜油翻炒大蒜和肉，炒熟後加入人蔘快速拌炒，並加入調味醬與胡椒。加入青蔥後煮一至二分鐘即可離火上桌。

食譜來源：http://www.hsuginseng.com

冬瓜湯（6人分）

材料：

● 冬瓜2磅 ● 鹽1茶匙 ● 雞高湯6杯 ● 人蔘1小支 ● 草菇4盎司
● 撕成條狀雞胸肉1/3杯（事先煮熟）● 去皮的薑片2片 ● 胡荽葉適量
● 罐頭蘆筍1/4杯（瀝乾備用）● 乾蓮子6粒（浸泡後去掉表皮與硬核）

材料：

1. 購買至少可以裝下6杯湯的冬瓜，切掉蒂頭的部分（如果這個冬瓜很巨大，則切成兩半）。清除冬瓜中心的種籽與纖維組織，並刮出部分果肉，只留下3/4英吋（約1.9公分）厚的瓜壁。

2. 在冬瓜內撒鹽，並放在巨大的鍋中，放入可以淹滿整隻瓜的水量，煮滾後慢燉三十分鐘，瀝乾後放進大蒸籠中，再蒸三十分鐘。

3. 將雞高湯煮滾後倒入瓜盅，蓋上蓋子後蒸二十五分鐘，最後加入人蔘與其他材料後上桌。

4. 分湯的時候，同時用湯匙刮下瓜肉，並以胡荽葉裝飾，和湯一起盛出。

食譜來源：《亞洲食物》，林廣逢著，2002年出版。